DES

KYSTES SÉREUX

ET ACÉPHALOCYSTIQUES

DE LA RATE

HISTORIQUE DE LA SPLÉNOTOMIE

SUIVI

DE QUELQUES RÉFLEXIONS SUR LES CONSÉQUENCES

DE CETTE OPÉRATION.

PAR

LE Dr L. MAGDELAIN

EX-PHARMACIEN INTERNE DES HÔPITAUX DE PARIS (1861),
MÉDAILLE DE BRONZE (EXTERNAT, 1866),
EX-INTERNE EN MÉDECINE ET EN CHIRURGIE DES HÔPITAUX DE PARIS,
MEMBRE CORRESPONDANT DE LA SOCIÉTÉ ANATOMIQUE.

PARIS

GERMER BAILLIÈRE, LIBRAIRE-EDITEUR

17, RUE DE L'ÉCOLE-DE-MÉDECINE, 17.

Londres | **New-York**

Hipp. Baillière, Regent street. | Baillière brothers, 440, Broadway

MADRID C. BAILLY-BAILLIÈRE, PLAZA DEL PRINCIPE ALFONSO, 16.

1868

DES

KYSTES SÉREUX

EN ACÉPHALOCYSTIQUES

DE LA RATE

A. Parent, imprimeur de la Faculté de Médecine, rue Mr-le-Prince, 31.

DES

KYSTES SÉREUX

ET ACÉPHALOCYSTIQUES

DE LA RATE

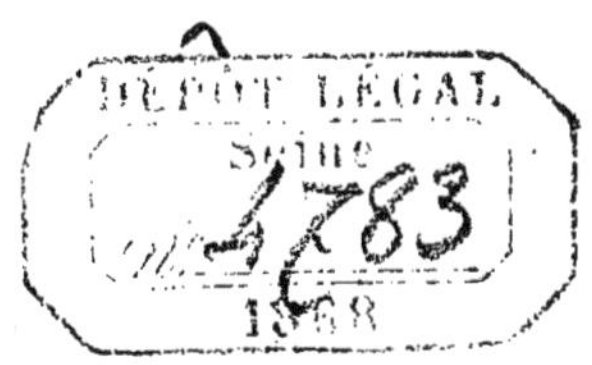

HISTORIQUE DE LA SPLÉNOTOMIE

SUIVI

DE QUELQUES RÉFLEXIONS SUR LES CONSÉQUENCES

DE CETTE OPÉRATION.

PAR

LE Dr L. MAGDELAIN

EX–PHARMACIEN INTERNE DES HÔPITAUX DE PARIS (1861),
MÉDAILLE DE BRONZE (EXTERNAT, 1866),
EX–INTERNE EN MÉDECINE ET EN CHIRURGIE DES HÔPITAUX DE PARIS,
MEMBRE CORRESPONDANT DE LA SOCIÉTÉ ANATOMIQUE.

PARIS

GERMER BAILLIÈRE, LIBRAIRE-EDITEUR

. 17, RUE DE L'ÉCOLE-DE-MÉDECINE, 17.

Londres | **New-York**
Hipp. Baillière, Regent street. | Baillière brothers, 440, Broadway

MADRID C. BAILLY-BAILLIÈRE, PLAZA DEL PRINCIPE ALFONSO, 16.

1868

AVANT-PROPOS

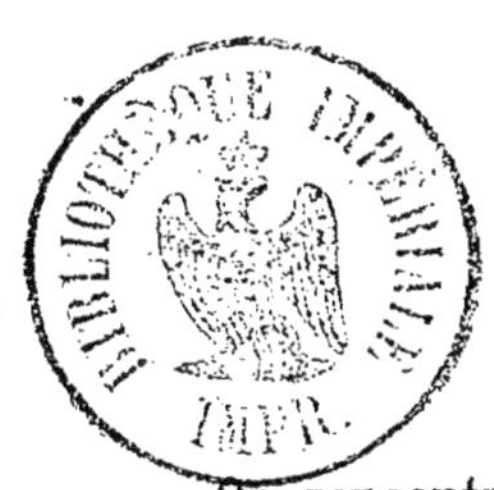

On rencontre quelquefois dans la rate des kystes sanguins, purulents, séreux, hydatiques, et des kystes primitivement séreux ou hydatiques devenus purulents secon-
dairement.

Nous ne nous occuperons pas des kystes sanguins ni des
kystes purulents, leur étude devant se rattacher à celle des
maladies plus ou moins graves pendant le cours desquelles
on peut les voir survenir comme épiphénomènes. Notre
but est d'étudier les kystes séreux et hydatiques de la rate,
et bien que notre intention ait été matière à controverses,
nous n'en avons pas moins persisté à nous occuper d'une
affection qu'on néglige peut-être un peu trop quand il
s'agit de poser un diagnostic différentiel des tumeurs abdominales.

L'historique de la splénotomie, suivi de quelques réflexions sur les conséquences de cette opération, fera l'objet
de la deuxième partie de ce travail.

DES

KYSTES SÉREUX

ET ACÉPHALOCYSTIQUES

DE LA RATE

HISTORIQUE DE LA SPLÉNOTOMIE

SUIVI

DE QUELQUES RÉFLEXIONS SUR LES CONSÉQUENCES
DE CETTE OPÉRATION.

PREMIÈRE PARTIE

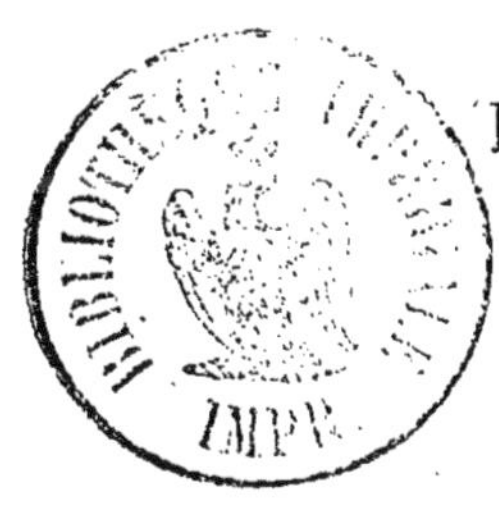

CHAPITRE PREMIER.

KYSTES SÉREUX.

Les kystes séreux de la rate sont plus rares que les kystes
acéphalocystiques dont ils ne diffèrent que par leurs caractères histologiques ; leur symptomatologie, leur diagnostic
et le traitement qu'ils réclament étant les mêmes, nous les
étudierons en même temps que ceux des kystes hydatiques.

Caractères anatomiques. — Ces kystes, développés dans l'épaisseur même du parenchyme de la rate, peuvent être uniloculaires ou multiloculaires, suivant qu'ils proviennent de la distension d'une ou de plusieurs cellules voisines entre lesquelles s'est établie une communication. Le kyste une fois formé, augmente peu à peu de volume en se portant vers la périphérie de l'organe, et l'inégalité de résistance qu'il rencontrera dans les différents points contribuera à l'irrégularité et à l'inégalité d'épaisseur de ses parois. Celles-ci sont tapissées à l'intérieur d'une membrane blanchâtre, comme nacrée, revêtue d'un épithélium pavimenteux ; elles sont, comme celles des kystes hydatiques, quelquefois incrustées de phosphate et de carbonate de chaux.

Le liquide contenu est de la sérosité transparente dans laquelle on peut observer quelques globules sanguins, des leucocythes, des cristaux de cholestérine ; ses caractères essentiels sont de précipiter abondamment par l'acide nitrique, de se coaguler par la chaleur, et de ne pas renfermer d'hydatides.

OBSERVATION Ire.

(Soc. anat., t. XXVII, p. 120.)

En avril 1853, M. Leudet présentait à la Société anatomique un kyste séreux multiloculaire, existant dans l'intérieur de la rate. L'organe ne présentait rien de particulier à sa surface et avait conservé son volume normal ; au sein de son tissu, à la partie supérieure, on trouvait une cavité divisée en quatre ou cinq loges formées par une membrane fibreuse, tapissée à son intérieur par une séreuse revêtue d'épithélium pavimenteux. Ces cavités contenaient de la sérosité sans boue splénique ni hydatides. Les exemples de ces kystes intra-spléniques, auxquels on a attribué la formation des concrétions cartilagineuses, sont rares, ajoutait M. Leudet ; je n'en connais que quatre ou cinq, et je ne crois pas que l'on en ait montré à la Société anatomique.

OBSERVATION II (1).

Kyste séreux uniloculaire développé dans l'épaisseur de la rate. — Splénotomie
pratiquée avec succès par M. Péan.

Mlle Adèle Cercily (2), pensionnaire de l'Orphelinat de Saint-Mandé, âgée de 20 ans, d'une constitution assez robuste, d'un tempérament lymphatique (3), avait joui d'une santé satisfaisante jusqu'à l'apparition des premiers symptômes qui se manifestèrent, il y a deux ans, par l'augmentation de volume de la région hypogastrique, accompagnée de douleurs vives dans cette partie. Ces symptômes s'accrurent peu à peu, mais, deux mois avant l'opération, les souffrances étaient devenues tellement violentes qu'elles arrachaient des cris à la malade et qu'elles l'avaient jetée dans un profond état de tristesse et de découragement. Ces douleurs, qui n'étaient pas d'ailleurs franchement intermittentes, siégeaient surtout dans la fosse iliaque droite et avaient résisté à tous les moyens médicaux.

La malade vint me consulter vers le 20 août; ses souffrances lui étaient devenues si insupportables qu'elle était disposée à ne reculer devant l'emploi d'aucun moyen.

Voici les résultats de l'examen auquel je la soumis à cette époque :

État général profondément débilité; anémie poussée à un degré vancé; fonctions digestives profondément troublées; dysménorrhée; la respiration est un peu gênée.

La malade est sujette à éprouver des mouvements fébriles et tourmentée par des douleurs névralgiques disséminées. Enfin elle est dans un état d'épuisement déterminé surtout par la souffrance. Pas d'œdème; encore un peu d'embonpoint.

Le ventre, dont le développement est très-peu prononcé dans les hypochondres et la région lombaire, est augmenté de volume et présente une saillie très-considérable au milieu de l'hypogastre. Cette saillie, qui offre à sa surface quelques grosses bosselures, est du reste analogue par sa position, son étendue et sa forme à celle que détermine l'utérus gravide dans les dernières semaines de la

---

(1) Vu l'importance pratique de cette observation, je la rapporte telle qu'elle a été publiée dans l'*Union médicale*, novembre 1867.

(2) L'opérée fut présentée le 19 novembre 1867 à l'Académie de médecine. L'observation fut communiquée à l'Académie des sciences, par M. Robin, le 9 décembre 1867.

(3) Plusieurs de ses frères et sœurs, qui sont au nombre de cinq, ont éprouvé des accidents assez graves déterminés par le lymphatisme héréditaire.

gestation. La circonférence abdominale mesure 1 mètre 10 centimètres.

La palpation détermine un peu de douleur en certains endroits ; la tumeur est de consistance variable suivant les points ; la fluctuation est très-apparente sur la ligne médiane et du côté droit ; au niveau de certaines bosselures, particulièrement du côté gauche, la consistance est plus ferme, solide, et rappelle celle des fibromes.

A la percussion, matité absolue sur toute la surface de la tumeur, perception du flot très-nette dans une grande partie de son étendue. Sonorité évidente sur tout son pourtour, à l'épigastre, à l'hypogastre et surtout dans la région lombaire.

La tumeur semble franchement circonscrite sur toute sa périphérie, et en particulier sur son contour supérieur ; elle est complétement dépourvue de mobilité.

Le toucher montre intacte la membrane hymen. L'utérus est à l'état normal et semble comme enclavé dans l'épaisseur de la tumeur qui l'immobilise, en faisant sur ses faces antérieure et postérieure une saillie qui déprime les parois vaginales ; la pulpe du doigt perçoit très-nettement l'existence d'un liquide et le sentiment du flot par la pression et la percussion exercées sur l'hypogastre. La consistance plus solide de la tumeur à gauche et en bas donne à supposer qu'elle s'est développée dans l'ovaire gauche ; et la douleur que détermine de ce côté le toucher vaginal fait craindre qu'il n'existe d'assez nombreuses adhérences.

Le 6 septembre, au couvent des sœurs Augustines de la rue de la Santé, je pratiquai l'opération, assisté de MM. les docteurs Ordonez, G. Désarènes, Gaudin, Morpain, Cossé et de M. Magdelain, interne de mon service.

La malade fut rebelle à l'action du chloroforme, et il détermina à plusieurs reprises, dans le cours de l'opération, des vomissements qui furent une sérieuse complication.

Une incision fut faite sur la ligne médiane de l'ombilic au pubis. La paroi abdominale, assez épaisse, fut divisée par couches successives ; quatre ligatures durent être posées sur les vaisseaux intéressés ; le péritoine fut incisé sur la sonde cannelée, et il ne sortit de sa cavité aucun liquide.

Les bords de l'incision ayant été écartés, la face antérieure de la tumeur apparut appliquée fortement contre la paroi abdominale, et recouverte dans toute son étendue par l'épiploon, qu'il fut impossible d'éloigner à cause de ses adhérences, et à travers lequel je me résolus à pratiquer la ponction à l'aide d'un trocart de fort calibre.

Cette ponction donna issue à 3 litres de liquide épais, visqueux, d'un brun jaunâtre.

La tumeur ayant diminué de volume, je pus introduire la main dans la cavité péritonéale, et, en la portant en bas, il me fut possible de détacher l'épiploon du bassin et de la tumeur, avec lesquels il était adhérent, à l'aide de quelques tractions, lesquelles ne déterminèrent qu'une effusion de sang qui s'arrêta sans qu'il fût nécessaire d'appliquer de ligatures.

En vain je cherchai alors, du côté de l'ovaire, à reconnaître la situation du pédicule ou de la base d'implantation du kyste, qui, débarrassé de l'épiploon dont il était recouvert, nous présentait un aspect analogue à celui du tissu utérin ; il me fut possible de constater, non-seulement qu'il n'y avait pas de pédicule, mais encore que la tumeur était complétement indépendante, dans toute sa partie inférieure, des organes contenus dans la cavité pelvienne. Sachant que des kystes, ayant la plus grande analogie avec ceux qui prennent naissance dans l'ovaire, pouvaient se développer dans le mésentère ou même dans le parenchyme rénal, je portai mon attention de ce côté ; mais le résultat de mon examen fut complétement négatif.

L'impossibilité d'amener la tumeur au dehors pour pousser plus loin l'exploration rendait nécessaire l'agrandissement de l'incision, et je la prolongeai, sur le côté gauche, jusqu'à quatre travers de doigt au-dessus de l'ombilic. Je pus alors amener dans l'angle supérieur de l'incision la portion du kyste constituant la poche évacuée par la ponction ; elle contenait encore du liquide. Pour la vider complétement, et pour faciliter l'extraction, la partie la plus amincie de la paroi de cette poche fut excisée et je pus l'attirer au dehors.

Nous fûmes alors frappés de l'aspect de ce kyste, de sa couleur insolite, de la nature du tissu qui en constituait les parois, surtout dans les points où elles offraient une grande épaisseur ; mais bientôt nul doute ne fut possible ; la recherche des points d'implantation du kyste, l'exploration, qui conduisit la main jusque dans l'excavation diaphragmatique de l'hypochondre gauche, et qui permit de circonscrire la masse charnue constituant la portion supérieure de la tumeur, tout prouvait que c'était la rate qui était intéressée ; que le kyste, placé en avant et en bas, s'était développé dans sa masse hypertrophiée dans l'épaisseur de laquelle il se confondait sur une étendue considérable.

Le kyste était uniloculaire et les bosselures, ainsi que les différences de résistance des divers points de sa surface, constatées par la palpation, provenaient de la différence d'épaisseur des diverses parties de ses parois, épaisseur variant de quelques millimètres à 4 ou 5 centimètres ; ces portions épaissies étant situées et dans la partie inférieure du kyste abordable par le toucher, et sur ses parties latérales, en particulier sur celles qui occupaient le flanc gauche.

La surface de la tumeur était sillonnée de vaisseaux et partagée en arrière par un tronc veineux volumineux de 1 centimètre 1|2 de diamètre.

Malgré l'étendue donnée à l'incision, l'extraction immédiate de la tumeur en totalité était rendue impossible par sa situation, et je dus songer à l'extraire en plusieurs parties.

Considérant la disposition du système artériel de la rate, qui la divise en départements indépendants les uns des autres, nous procédâmes à la ligature successive des diverses branches de l'artère splénique, de manière à circonscrire et à isoler la portion de la rate qui portait le kyste ; la veine, volumineuse, étendue sur la face postérieure, ayant été préalablement liée le plus près possible de son embranchement dans la veine splénique, la partie inférieure de la tumeur fut réséquée, et cette section ne donna lieu, comme nous l'espérions, à aucune hémorrhagie.

La partie supérieure de la tumeur, constituée par le tiers environ de la masse totale de la rate hypertrophiée, était dès lors devenue accessible ; quelques adhérences intestinales et épiploïques purent être détachées et ne donnèrent lieu qu'à l'ouverture de vaisseaux de petit calibre dont la compression suffit à arrêter l'hémorrhagie. Alors même que sa structure n'eût subi aucune altération et qu'elle eût été parfaitement saine, l'on n'eût pu songer à conserver cette dernière portion de la rate : la nature du tissu en rendait la compression impossible dans un clamp, et d'ailleurs ce clamp n'aurait pu être amené au dehors ni maintenu dans l'angle supérieur de la plaie, attendu que la masse qui lui servait de base était située très-profondément dans la cavité sous-diaphragmatique de l'hypochondre gauche ; de plus, la surface de section du tissu splénique à étrangler aurait été trop considérable.

Voici comment il fut procédé à l'extraction de cette dernière portion de la rate :

Préalablement quatre ligatures métalliques furent soigneusement placées sur l'épiploon gastro-splénique, aussi près que possible de la rate, dans le court espace qui la séparait de la queue du pancréas et de la grosse tubérosité de l'estomac. Suivant toutes les vraisemblances, ces ligatures devaient comprendre tous les vaisseaux et éloigner tout risque d'hémorrhagie.

Cependant pour nous tenir encore mieux à l'abri de ce danger immédiat dont nous avions lieu de craindre la gravité, nous ne procédâmes à l'extirpation des portions restantes que par leur destruction successive, au moyen de la cautérisation au fer rouge, après les avoir étreintes dans un clamp spécial et conçu en vue d'obtenir par l'étranglement des tissus des eschares linéaires. Ces cautérisations successives atteignirent les limites les plus élevées du parenchyme splénique placé en dessous des ligatures, si bien qu'elles en intéressèrent les dernières parties et qu'il ne resta aucun vestige du tissu de la rate.

Les quatre fils métalliques furent alors coupées ras et laissés dans la cavité de l'abdomen.

La malade n'avait pas perdu 100 grammes de sang par le fait de l'opération : pendant l'évacuation du kyste, aucune portion du liquide ne s'était épanchée dans l'abdomen ; néanmoins je ne négligeai aucun des soins attentifs que je prends en pareil cas, et, après avoir nettoyé les anses intestinales, j'épongeai à plusieurs reprises la cavité péritonéale. Je fermai ensuite la plaie, et pour avoir une occlusion complète, je plaçai neuf ligatures métalliques dans les parois abdominales, à une assez grande distance des lèvres de l'incision et intéressant le péritoine pariétal, et cinq sutures entortillées sur les points qui se trouvaient béants entre ces ligatures.

L'opération, ainsi terminée, avait duré un peu plus de deux heures ; elle avait été exécutée sans qu'il y eût eu une perte notable de sang, en dehors de celui que contenait en assez grande abondance le tissu même de la tumeur. Pendant toute la durée de l'opération, la malade avait été maintenue dans un état de parfaite insensibilité ; l'ivresse chloroformique était si complète qu'il fallut près d'une demi-heure de soins pour la faire sortir du sommeil profond dans lequel elle était artificiellement plongée.

Pendant la journée et la nuit qui suivirent l'opération, il n'y eut pas de fièvre ; le pouls était à 80, la respiration était redevenue libre. La malade ne se plaignit que de malaise et eut quelques vomissements déterminés par l'action du chloroforme ; elle prit du bouillon froid et quelques boissons stimulantes.

Le lendemain, les vomissements revinrent à deux reprises différentes et provoquèrent un peu de douleur du côté de l'hypochondre gauche ; toutefois, le ventre resta insensible à la pression et n'offrit aucune apparence de météorisme. Le pouls était normal et battait 90 pulsations.

Le troisième jour, les vomissements cessèrent, la malade reprit toute sa gaieté. L'amélioration était telle qu'elle pouvait s'asseoir et se retourner dans son lit sans ressentir la moindre douleur ; l'abdomen était souple, non douloureux à la pression.

Les bords de la plaie étaient parfaitement rapprochés, et les épingles des points de suture entortillée furent retirées. — Bouillons, potages.

Le cinquième jour, tous les fils métalliques furent enlevés et remplacés par une suture sèche collodionnée. A ce moment, l'état général de la malade était aussi satisfaisant que si elle n'eût pas subi d'opération ; il n'y avait ni fièvre ni douleur, et les fonctions digestives s'exécutaient si bien que l'on permit l'usage des aliments solides.

Dès le huitième jour, la malade put descendre de son lit et s'étendre sur une chaise longue, sans qu'aucune réaction fût provoquée. La cicatrisation de la plaie était solide et complète dans toute son étendue.

A cette date, les menstrues, qui jusqu'alors avaient été assez régulières, mais peu abondantes, et dont la dernière époque avait cessé trois jours avant l'opération, apparurent en grande abondance ; le sang qu'elles fournirent avait une teinte rutilante, beaucoup plus foncée qu'à l'état normal. Cet écoulement dura trois jours et provoqua seulement quelques légères douleurs dans le côté droit de l'hypogastre.

Ce fait de l'apparition anticipée de l'époque menstruelle se produit d'ailleurs fréquemment à la suite des opérations d'ovariotomie, et, pour ce qui me concerne, j'ai eu à le constater souvent et toujours dans de telles conditions que je le considère comme un symptôme des plus favorables.

Au dixième jour, il fut impossible d'empêcher la malade de sortir. On la descendit, et elle remonta seule les deux étages qui conduisaient à sa chambre, après avoir passé quelques instants assise dans le jardin, distant d'une centaine de mètres du corps de bâtiment qu'elle occupait. Elle allait aussi bien que possible.

Le lendemain, elle était allée dans la cour d'entrée du couvent, lorsqu'elle fut saisie d'une frayeur extrême à la vue d'un cheval qui arrivait, sans guide, dans sa direction ; cette jeune fille, d'ailleurs extrêmement nerveuse, fut tellement impressionnée, qu'elle perdit connaissance, malgré les soins dont elle fut aussitôt entourée, et qu'elle fut prise d'un tremblement nerveux qui dura trois heures. Elle eut ensuite du délire et quelques phénomènes extatiques.

A partir de ce moment, l'appétit et le sommeil disparurent complétement ; le pouls oscilla entre 100 et 120 pulsations. Des douleurs extrêmement violentes se manifestèrent dans l'orbite droit et provoquèrent une injection vive du côté de la conjonctive et du larmoiement. Cet état dura quelques jours et produisit un découragement moral et un affaiblissement physique qui inspirèrent d'assez vives inquiétudes. Néanmoins, grâce aux bons soins dont la malade fut entourée, tous ces symptômes disparurent successivement. La douleur orbitaire et l'injection de la conjonctive furent jugées par une épistaxis; mais ces accidents locaux se reproduisirent ensuite à trois reprises différentes et de huit jours en huit jours; chaque fois, d'ailleurs, cette crise se jugea par une épistaxis.

Dès le quinzième jour, la malade, qui avait été obligée de reprendre le lit, put le quitter et revenir à l'usage des aliments solides. Il lui fut permis de sortir, et, depuis lors, elle descendit dans les cours et les jardins, où elle passa la plus grande partie de ses journées. Pendant ce temps, l'état général de l'opérée ne laissa rien à désirer, ainsi que purent le constater plusieurs médecins distingués qui voulurent bien la visiter, et en particulier MM. les Drs Belin, Blanchard, Galligo (de Florence), Kœberlé (de Strasbourg), et mon illustre et vénéré maître M. Nélaton, aux savants conseils de qui je dois les succès que j'ai obtenus dans la pratique de l'ovariotomie.

Toutefois, et pour ne rien omettre, il faut mentionner quelques faits qui se produisirent pendant le cours de la convalescence. C'est ainsi que, pendant la troisième et la quatrième semaine, en même temps qu'apparaissent les douleurs orbitaires et les épistaxis, l'estomac fut affecté de violentes douleurs névralgiques, qui disparurent immédiatement par l'emploi du sulfate de quinine; en outre, les menstrues n'étant pas revenues la cinquième semaine, furent remplacées par des douleurs utérines assez vives, que calmèrent promptement quelques lavements laudanisés; enfin pendant la sixième semaine, on vit apparaître une phlébite adhésive de la saphène interne, phlébite accompagnée d'un œdème, qui cessa bientôt d'être douloureux, grâce à l'emploi de quelques topiques.

La convalescence ne fut d'ailleurs aucunement entravée par ces symptômes, qui ne laissèrent à leur suite aucun trouble manifeste. Les règles sont revenues la deuxième fois soixante-quinze jours après l'opération. La respiration est parfaitement libre; l'opérée prétend pouvoir accélérer sa marche sans inconvénient, ce qui lui était impossible auparavant. Enfin, lors de la présentation de la jeune fille à l'Académie de médecine, M. Barth lui ausculta les jugulaires et ne découvrit aucun bruit de souffle, fait extrèmement rare chez les jeunes filles de son âge qui habitent Paris.

Examen de la tumeur. — La tumeur, examinée immédiatement après l'opération, avait une coloration et une consistance analogues à celles des rates hypertrophiées. La masse enlevée dans le premier temps et constituant l'enveloppe du kyste, comprenait en viron les deux tiers de la production morbide : elle pesait 1,140 grammes.

Les parois du kyste avaient une épaisseur variable ; sur certains points elles étaient minces et réduites à une coque fibreuse ; su d'autres, au contraire, elles avaient deux et même trois travers de doigt d'épaisseur, et elles étaient formées par une trame rougeâtre, molle, d'aspect splénique.

La structure de ce tissu fut examinée par M. le Dr Ordonez. A l'aide du microscope, cet habile observateur reconnut qu'il contenait : 1º un grand nombre de globules sanguins non altérés ; 2º une très-grande quantité de glomérules dits de Malpighi, hypertrophiés, au point qu'il était facile de les isoler à l'aide d'une loupe ; 3º sur les points où la substance était plus amincie, on voyait ces éléments disparaître progressivement et faire place à une trame très-serrée de tissu fibreux qui constituait seule, par places, la paroi du kyste. Cette paroi elle-même était parcourue à l'extérieur par un grand nombre de vaisseaux sanguins de toutes dimensions.

L'intérieur de la poche était lisse et recouvert, sur certains points, de plaques très-dures, formées par des carbonates et des phosphates de chaux et de magnésie.

Le liquide ne différait pas beaucoup, à l'examen, de celui qu'on rencontre dans certains kystes de l'ovaire. Il était épais, d'un brun jaunâtre, et contenait une proportion très-considérable d'albumine, de leucocytes, de cristaux de cholestérine, de globules sanguins à différents degrés d'altération, et enfin quelques granulations calcaires.

CHAPITRE II.

KYSTES HYDATIQUES.

Le développement des hydatides dans la rate, sans être fréquent, n'est pas absolument rare ; il est vrai que les bulletins de la Société de chirurgie n'en font pas mention, mais par contre, j'ai trouvé dans ceux de la Société anatomique plusieurs cas intéressants à différents points de vue. De l'examen attentif de ces observations, il me paraît résulter que des hydatides peuvent se développer primitivement et même uniquement dans l'épaisseur du parenchyme de la rate, mais que le plus souvent, lorsqu'on en trouve dans la rate, il y en a aussi dans d'autres organes, dans le foie surtout.

Ces kystes n'offrant rien de particulier par le fait de leur présence dans la rate, au point de vue de leurs caractères anatomiques, nous ne nous arrêterons pas à décrire ceux-ci. (Voir le Mémoire de M. Davaine, *Gazette médicale*, 1856, page 45 ; ou la thèse de M. Béraud, Paris, 1861.)

Symptômes. — Si des kystes peuvent se développer dans le foie sans occasionner au début de troubles dans les fonctions aujourd'hui bien connues de cet organe, il n'y a pas lieu de s'étonner de ce que les kystes peu volumineux de la rate passent généralement inaperçus des malades et des médecins.

Les kystes de la rate paraissent avoir de la tendance à se porter vers la partie inférieure ou vers la face interne de l'organe ; en effet, se développant par interposition, ils font saillie du côté où ils éprouvent le moins de résistance ; ils refouleront donc dans la plupart des cas, les intestins en bas et à droite, ou l'estomac dans la même direction, circonstance avantageuse pour le diagnostic, car elle permettra de limiter plus exactement la matité par les différences tranchées que donnera la percussion dans les points contigus à la tumeur.

Bien qu'il n'y ait pas, comme pour les kystes de la face convexe du foie, de conditions physiques qui obligent la tumeur à se porter vers la cavité thoracique, ainsi que l'a fait remarquer très-judicieusement M. Dolbeau dans sa thèse inaugurale (grands kystes de la face convexe du foie; Paris, 1856), il n'en arrive pas moins qu'on les rencontre quelquefois vers cette région, témoin le fait de M. Rombeau (obs. 11) et dans le cas d'empyème de la rate observé par Ant. de Haën (V. Swieten, *Comment. in* Boerhaave, Aph. § 958), qui avait été pris pour une pleurésie, je suis porté à croire qu'il s'agissait d'un kyste suppuré de la rate.

Devenus volumineux, les kystes occasionnent des troubles reconnaissant différentes causes : c'est ainsi qu'on verra survenir de la gastralgie, ou autres troubles digestifs, par suite de la compression ou des tiraillements exercés sur l'estomac par la rate, dont le poids se sera accru proportionnellement à son volume.

Les rapports de la rate avec l'angle des côlons transverse et descendant, font pressentir la possibilité d'un obstacle au libre cours des matières, et d'une sorte d'obstruction intestinale.

Peut-être pourraient-ils devenir une cause d'ascite (rare)?

Enfin ils déterminent une certaine gêne de la respiration en s'opposant à l'accroissement en hauteur de la capacité thoracique. Cette difficulté de respirer est beaucoup plus considérable, lorsque le kyste en se développant se porte vers la cage thoracique, et elle s'explique par le double déplacement du poumon gauche et du cœur.

Ainsi donc, au début de l'affection, pas de signe appréciable de sa présence.

Mais plus tard, on constatera une déformation au niveau de l'hypochondre gauche, le soulèvement des fausses côtes gauches; la palpation fera reconnaître une tumeur abdominale, dont l'extrémité inférieure arrondie se trouvera vers l'ombilic, dans la fosse iliaque gauche, ou même plus loin de l'hypochondre, tumeur où l'on percevra la fluctuation plus ou moins nettement, suivant l'épaisseur des parois abdominales et de celles du kyste. Si l'on veut limiter la rate par la percussion, on trouvera en général une augmentation considérale des dimensions de cet organe. On s'apercevra en outre que la matité splénique se continue sans ligne de démarcation avec celle de la tumeur, soit en haut, soit en bas, en dedans ou en dehors, suivant la direction qu'aura prise le kyste dans son développement, et, si l'observateur est assez exercé, il pourra apprécier dans cette matité la différence qui tient à la contiguïté d'un liquide et d'un corps spongieux comme le parenchyme splénique. C'est encore la percussion *directe* qui donnera un signe caractéristique de l'hydatide, j'ai dit le frémissement hydatique : ce signe n'est pas constant et, pour qu'il puisse être perçu, il faut que le kyste soit assez superficiel, qu'il ne contienne ni trop, ni trop peu de liquide, et de son absence on ne doit pas conclure à l'exclusion de la possibilité d'un kyste hydatique.

Ainsi donc : déformation au niveau de l'hypochondre gauche et des régions contiguës, tumeur plus ou moins fluctuante, matité complète au niveau de cette tumeur, matité se confondant avec celle de la rate, déplacement plus ou moins exagéré des organes voisins, troubles digestifs variés, difficulté de la respiration, augmentant quelquefois à la suite de l'ingestion des aliments dans la cavité stomacale, et, si nous y ajoutons la douleur obtuse au niveau de l'hypochondre gauche dont se plaignent quelquefois les malades, nous aurons résumé tous les symptômes des kystes volumineux de la rate.

Lorsque ces kystes s'enflamment, soit spontanément, soit à la suite de contusion, on verra se développer une douleur aiguë dans l'hypochondre gauche, en même temps qu'un appareil fébrile dont l'intensité s'accroîtra rapidement, et si l'on n'intervient pas utilement, les phénomènes adynamiques, propres aux suppurations profondes, ne tarderont pas à se manifester.

On ne peut compter sur la guérison spontanée des kystes de la rate ; infailliblement ils deviennent de plus en plus volumineux et il nous paraît admissible que leurs parois amincies par une distension trop considérable puissent finir par se rompre et déterminer ainsi une péritonite promptement mortelle. Un autre mode de terminaison est l'inflammation et la suppuration du kyste.

La durée de cette affection est absolument indéterminée ; ses débuts passent toujours inaperçus, et si l'on peut arriver à diagnostiquer un kyste un peu volumineux, on ne sait depuis quand il existe ni vers quelle époque il mettra en danger la vie du malade. C'est assez dire que nous regardons cette affection comme grave, et nous pensons que, lorsqu'elle sera reconnue, l'art devra intervenir.

Diagnostic. — Au début de la maladie, il est impossible de la reconnaître ; je dirai plus, un kyste très-volumineux de la rate donnera presque forcément lieu à une erreur de diagnostic ou à un diagnostic incomplet. Car, il est de principe en chirurgie comme en médecine, de toujours se défier de croire à des choses rares. Je m'explique : si un malade porte plusieurs kystes, comme dans l'observation de M. Gaillet (obs. 10), ce qui fixera l'attention de l'observateur, ce sera, par exemple, un kyste du bassin, ou bien un kyste du foie, et il ne soupçonnera l'affection de la rate que s'il a fait un examen complet de tous les organes. Si l'on se trouve en présence d'un cas analogue à celui de M. Péan, on sera obligé d'admettre un kyste de l'ovaire si l'on est conséquent avec le principe énoncé ci-dessus.

Ceci posé, voyons quelles sont les maladies avec lesquelles les kystes de la rate peuvent être confondus. Supposons le kyste développé dans la partie inférieure de la rate : la tumeur faisant saillie au-dessous des fausses côtes pourrait être prise pour une rate hypertrophiée, pour un abcès des parois abdominales, pour une tumeur du rein gauche, pour une tumeur épiploïque, pour un kyste de la partie gauche de la face inférieure du foie ou pour une tumeur du bassin, surtout si le malade est une femme.

Lorsque la rate a augmenté de volume sous l'influence des fièvres intermittentes ou de cette cachexie désignée sous le nom de lencocythémie splénique, elle conserve toujours sa forme primitive. M. Cruveilhier, dans son *Traité d'anatomie pathologique* donne ce signe comme certain ; il dit qu'il lui a suffi pour poser un diagnostic précis. La présence d'un kyste déforme l'organe, on ne sent plus son bord antérieur qui est comme tranchant dans le premier cas. Les commémoratifs seront utiles et la percussion pourrait aussi donner un symptôme précieux (différence dans la matité).

Les abcès de la paroi abdominale surviennent à la suite de violents efforts, de contusions, ou bien ils sont symptomatiques d'une carie de côte ; les commémoratifs et un examen un peu attentif permettront le plus souvent de reconnaître l'origine et le siége de la maladie.

Raisonnant *à priori* on serait tenté d'admettre que la capsule fibreuse du rein s'oppose à l'envahissement de l'hypochondre gauche par les kystes du rein, et que la palpation alternative des deux régions conduira à un diagnostic certain. Les observations 14 et 15, montrent qu'il n'en est rien, et l'on pourra remarquer avec quelles réserves les plus grands chirurgiens posent leur diagnostic, parce qu'ils ont beaucoup vu. A part les cas où il y aurait d'autres signes d'affection rénale, coliques néphrétiques, expulsion d'hydatides dans les urines, etc., si la tumeur occupe à la fois l'hypochondre et la région lombaire gauches, le mieux serait d'imiter la prudence du professeur Nelaton, la méthode à suivre pour le traitement étant du reste la même dans les deux cas.

Les tumeurs épiploïques peuvent simuler les kystes de la rate : En ce moment se trouve à l'hôpital des Cliniques la femme Louise H...., couchée au lit n° 11, dans le service de M. Guyon, chargé du cours de clinique chirurgicale. Cette femme est âgée de 61 ans, elle n'a jusqu'ici jamais été malade, elle a perdu son père à l'âge de 79 ans, et sa mère à 73 ans. Depuis trois mois seulement, elle porte dans la partie supérieure gauche de l'abdomen une tumeur qui a augmenté assez rapidement de volume. Elle a toujours eu bon appétit jusqu'alors, jamais elle n'a vomi ses aliments, et pourtant elle dit avoir maigri très-sensiblement ; l'accroissement de sa *bosse* l'a décidée à venir le 4 mai, demander des soins à M. Guyon. Lorsque M. Guyon la vit pour la première fois, le ventre était tendu par des gaz, la tumeur était immobile et occupait l'hypochondre gauche ; matité complète au niveau de la rate et de la tumeur sans transition appréciable, etc., tout le porta à croire à une tumeur de la rate, un kyste probablement.

Le 11 mai, j'allai voir la malade et l'examinai attentivement : le ventre était souple, la tumeur faisait saillie entre l'ombilic et les fausses côtes gauches ; à la palpation je sentais des bosselures inégales, très-dures, dont une à la partie inférieure de la tumeur m'a paru avoir le volume d'un œuf de pigeon. Le bord inférieur de cette tumeur est inégal. J'ai cru reconnaître que la percussion légère et superficielle donnait de la matité au niveau de la tumeur et que la percussion plus forte donnait la sensation d'une sonorité plus profonde. Cette matité se confondait avec celle de la rate. En faisant mettre la malade sur le côté droit, je déplaçais la tumeur vers l'ombilic et par la percussion, il m'a paru manifeste que la rate était légèrement déplacée en bas et en dedans, qu'entre la tumeur et la rate il y avait un espace à peu près sonore ; cette circonstance m'a fait exclure l'idée d'une tumeur de la rate, et tout bien considéré, j'ai pensé à un cancer de l'épiploon. Le lendemain 12 mai, M. Guyon examina de nouveau sa malade, et j'ai eu la satisfaction de lui voir adopter la même opinion que moi, bien qu'il n'ait été influencé par aucune réflexion à ce sujet.

Un kyste développé à la face inférieure du lobe gauche du foie pourrait simuler un kyste de la rate. Mais la détermination précise des limites de la rate par la percussion, l'interposition de la sonorité de l'estomac ou d'une anse intestinale entre la matité perçue au niveau de la rate, et celle perçue au niveau de la tumeur, donneront de fortes présomptions en faveur d'un kyste du foie.

Lorsque le kyste fait saillie du côté de la cavité thoracique, il sera pris le plus souvent pour un épanchement pleurétique enkysté, ou pour un kyste du poumon ; le diagnostic sera peut-être encore plus difficile à poser que lorsqu'il s'agit d'un kyste de la face supérieure du foie, en raison de la rareté plus grande des kystes de la rate. Les commémoratifs, la percussion et l'auscultation, sans donner de signes certains, pourraient mettre sur la voie du diagnostic.

On ne saurait donc apporter trop de soins dans l'examen des tumeurs abdominales. On doit rechercher autant que possible, un à un, tous les organes qui sont contenus dans la cavité abdominale, et faire usage de tous les moyens d'exploration dont on peut disposer : inspection, palpation, percussion, toucher, changement de position des malades, auscultation ; et si l'on veut se convaincre des difficultés du diagnostic des kystes de la rate, on peut lire les observations qui suivent :

OBSERVATION III.

Kyste de la rate méconnu pendant la vie.

J. Dav. Mouchart (Morgagni, *De sedibus et causis morborum*) observa un cas dans lequel la rate avait pris la forme d'un cône et avait augmenté de volume. Attachée par sa base au diaphragme, elle égalait une tête d'homme assez grosse ; elle pesait 4 livres 4 onces, mais elle contenait quelque chose qui rend cette observation extrèmement rare : 4 livres d'eau renfermée dans une certaine tunique. Mauchart appela cette maladie hydropisie de la rate.

OBSERVATION IV.

Kystes hydatiques développés dans le bassin et dans la rate. (Bullet. Soc. anat., t. III, p. 168.)

En avril 1820, M. Barret, interne à la Pitié, présentait à la Société anatomique un kyste acéphalocystique développé dans le bassin, entre la face postérieure de l'utérus et le rectum; un autre kyste du volume de la tête d'un enfant de 6 mois, développé sur la face interne et le bord postérieur de la rate. La surface externe de ce kyste était lisse, blanche, et de texture fibreuse, assez semblable à la capsule de la rate avec laquelle elle se continuait intérieurement. On y distinguait plusieurs couches. La face interne de ce kyste était inégale et présentait plusieurs ulcérations. Elle contenait de la sérosité rougeâtre, orangée, mêlée d'un liquide jaunâtre comme limoneux, ayant assez d'analogie avec le pus et dans lequel nageait une quantité prodigieuse d'hydatides de diverses grosseurs; les plus volumineuses en contenaient plusieurs autres et leur liquide ressemblait à celui du grand kyste.

Le début de la maladie de la femme qui portait ces kystes paraissait dater du mois de décembre 1827. La malade fut successivement soignée à la Pitié, à l'Hôtel-Dieu, et enfin à la Pitié où elle succomba dans le marasme.

Le 25 mars, elle s'était plainte de douleurs à l'épigastre; langue rouge, sèche; frissons; envies de vomir; progrès sensibles de la tumeur.

Le 30 mars, douleurs lancinantes dans l'hypochondre gauche; fièvre.

Mort le 16 avril.

Observation V.

Kyste hydatique volumineux de la rate méconnu pendant la vie. (Bullet. Soc. anat. t. XV, p. 170.)

M. Pommier présente une tumeur trouvée dans l'hypochondre gauche d'un homme qui a succombé à une pneumonie. Cette tumeur est formée par un kyste énorme développé dans l'épaisseur de la rate, dont une portion conserve, sur le côté de la masse principale, sa texture primitive. Ce kyste n'a pas moins de 27 cent. de circonférence, 24 cent. de diamètre longitudinal et 25 cent. de diamètre transversal. Sa cavité est tapissée par une membrane lisse et renferme des hydatides et des débris membraneux. Autour de ce kyste, on en trouve d'autres plus petits qui renferment, les uns des hydatides d'un petit volume, les autres de la matière mélicérique. On en trouve aussi dans l'épiploon. L'homme qui portait cette tumeur était d'une forte constitution, âgé de 50 ans, sujet à s'enivrer; il n'avait jamais eu de fièvre intermittente.

Observation VI.

Kystes hydatiques du foie, de la rate et du bassin. (Bullet. Soc. anat., t. XX,
p. 73.) Le kyste du foie seul avait été diagnostiqué.

En mai 1845, M. Bauvais présente le foie d'un individu qui a succombé à l'Hôtel-Dieu. Durant la vie, le kyste hydatique du foie
avait été diagnostiqué bien que le frémissement hydatique n'existât
pas. Le kyste de la rate s'était développé dans l'épaisseur du parenchyme de l'organe hypertrophié. Deux autres kystes se trouvaient
dans le bassin, l'un à droite, l'autre en arrière du rectum.

Observation VII.

Kyste hydatique de la rate, pris pour un abcès froid. (Bullet. Soc. anat., t. XXV,
p. 112. Avril 1850.)

M. Degaille présente un kyste hydatique de la rate. Un homme
de 22 ans, robuste, doué d'une bonne santé, éprouva des douleurs
dans le côté gauche. Bientôt il se produisit dans l'hypochondre
gauche une tumeur qui devint énorme. Cette tumeur, molle, fluctuante, fut prise par un abcès froid : on supposait que l'abcès était
dans l'épaisseur des parois abdominales ; mais, comme il était
possible que cette collection fût plus profonde, on se décida à l'ou-
vrir en plusieurs temps, par des applications réitérées de potasse
caustique. Après plusieurs applications, M. Robert incisa le fond
de l'eschare ; dans le liquide séreux qui s'écoula aussitôt en très-
grande quantité flottaient des lambeaux de membranes tremblo-
tantes, qu'on reconnut pour des fragments de vésicules acéphalo-
cystes. L'opération avait été pratiquée le 25 mars. Le malade mourut
douze jours après avec des signes d'infection putride.

A l'autopsie, on trouva dans la rate une énorme cavité ellipsoïde,
tapissée à l'intérieur d'une membrane hyaline, opaque, tremblante,
semblable à du blanc d'œuf coagulé. La substance de la rate, refoulée en tous sens, adhérait au côlon, à l'estomac, au foie et au
diaphragme. Au niveau du point où l'application de potasse caustique avait été faite, la face antéro-externe de la rate était adhé-
rente à la paroi abdominale ; l'incision n'avait pas dépassé les
limites de cette adhérence, aussi n'y avait-il aucun épanchement
dans la cavité péritonéale.

On n'avait pas cherché le frémissement hydatique, et on ne peut
savoir si ce signe existait ; mais l'auscultation pratiquée quelques
jours après l'application du caustique révélait un bruit de frottement péritonéal tout à fait semblable au frottement de la plèvre
dans la pleurésie.

Observation VIII.

Kystes hydatiques de la rate et du foi méconnu pendant la vie. (Bullet. Soc. anat.,
t. XXVII, p. 116. Mai 1862.)

M. Voisin met sous les yeux de la société un cas de kystes hydatiques de la rate et du foie, recueilli sur un jeune idiot de la Sal-
pêtrière, âgé de 14 ans ; aucun symptôme pendant la vie n'avait
révélé une semblable lésion. La mort a été accidentelle. La rate
est triplée de volume, elle est molle, on y perçoit de la fluctuation.
En l'incisant, on trouve, à la partie supérieure et latérale gauche,
un vaste kyste. Les parois de ce kyste sont, dans une certaine partie de leur étendue, d'une dureté, d'une fermeté cartilagineuse ;
dans les autres points, elles sont entourées de toutes parts par le
tissu splénique. Ce kyste pénètre dans la profondeur de l'organe.
Au dire du présentateur, il n'existe aucune ligne de démarcation
entre le kyste et la rate, pouvant faire croire que le kyste s'est développé en dehors de l'organe. Le kyste spléniqué présente tous
les caractères d'un kyste hydatique.

Le kyste du foie ne diffère du précédent que parce qu'il est multiloculaire.

On ne trouve aucun kyste dans les reins, dans le cerveau et dans
les poumons.

Observation IX.

Kyste de la rate méconnu pendant la vie. (Bullet. Soc. anat., t. XXVII, p. 273.)

En juillet 1852, M. Broca présente un kyste hydatique de la rate
qui lui paraît démontrer plus manifestement que le cas de M. Voisin le développement d'un kyste dans le parenchyme de la rate.
Malgré les plus grands soins, il ne peut arriver à séparer le kyste
du tissu de l'organe.

Observation X.

Kystes hydatiques multiples, pris pour un kyste de l'ovaire. (Bullet. Soc. anat.,
t. XXVII, p. 549.)

En décembre 1852, M. Gaillet présente des pièces, dont il donna
la description suivante : Kystes hydatiques multiples du foie, de la
vésicule biliaire, de la rate, du ligament large, du grand épiploon,
ce dernier ouvert dans la trompe utérine droite, dont la plupart
ne contiennent pas d'échinocoques ; quelques-uns renferment un

liquide puriforme dont les globules sont entièrement différents de ceux du pus.

La malade qui portait ces énormes masses kystiques était une femme de 25 ans, morte d'une péritonite aiguë, consécutive à la ponction d'un de ces kystes. Cette femme jouissait d'une bonne santé habituelle, lorsque, cinq ans avant son entrée à l'hôpital, son ventre commença à se développer anormalement. La tuméfaction apparut d'abord dans la région iliaque droite, gagna peu à peu la ligne médiane, le côté gauche, les régions hypochondriaque droite et ombilicale, refoulant les intestins dans les régions épigastrique et hypochondriaque gauche. Dans les derniers temps de la maladie, l'abdomen avait acquis un développement plus considérable que dans la grossesse au neuvième mois, et la ligne blanche présentait une éraillure étendue de l'ombilic au pubis par laquelle la tumeur faisait une saillie considérable à l'hypogastre. La malade se plaignait de douleurs assez vives dans l'abdomen depuis deux mois; l'état général n'était cependant pas trop mauvais. Elle avait conservé un peu d'embonpoint; la menstruation était assez régulière. La tumeur, bosselée, était nettement fluctuante dans certains points, un peu plus consistante dans certains autres. On pensa à un kyste multiloculaire de l'ovaire, et, dans le but de soulager la malade en évacuant une partie du liquide contenu dans la poche la plus étendue, on ponctionna le kyste qui siégeait à gauche avec un trocart volumineux. On retira environ 3 verres d'un liquide jaunâtre puriforme; des hydatides sortirent en même temps que le liquide. Des accidents inflammatoires se développèrent presque immédiatement après l'opération, et deux jours après, la malade mourait d'une péritonite aiguë, provoquée par l'épanchement du liquide kystique dans le péritoine.

Les résultats de l'autopsie sont sommairement indiqués au commencement de l'observation; qu'il nous suffise d'ajouter que le kyste splénique s'était développé dans l'épaisseur de la partie inférieure de la rate, et qu'il augmentait au moins du double l'étendue du diamètre vertical de l'organe.

OBSERVATION XI.

Kyste hydatique de la rate. (Bullet. Soc. anat., t. XXIX, p. 341.)

Jamais d'accidents fébriles intermittents. — 1er septembre, ponction du kyste. — Mort subite le 6 novembre.— Pièce présentée, en novembre 1854, par M. Rambeau, interne des hôpitaux.

Femme brune, jouit ordinairement d'une bonne santé. Réglée à 12 ans, elle l'a toujours été assez régulièrement jusque il y a dix-huit mois. Depuis lors, les époques menstruelles ont moins de durée.

Il n'y a rien à noter dans les antécédents de la famille de cette femme.

I y a environ un an et demi que, sans causes connues, elle éprouva tout à coup une douleur aiguë dans le côté gauche de la poitrine, au-desscus et en dehors du sein, accompagnée de dyspnée. La malade examine le côté, siége du mal, et voit une tuméfaction notable. Application de sangsues, emplâtre de Vigo.

A partir de ce moment, la dyspnée augmente ; elle s'accroît encore au moindre effort. La malade accuse des palpitations. En dehors de cela, l'état général est assez bon ; elle n'a jamais eu d'accès fébriles intermittents ou autres.

La tumeur n'augmente pas beaucoup de volume pendant les dix premiers mois ; mais, à partir de cette époque, elle prend un accroissement rapide. La malade affirme qu'elle a acquis, en moins de huit mois, les trois quarts du volume qu'elle présente aujourd'hui.

Il y a dix-huit jours qu'enfin survinrent tout à coup des douleurs très-vives, une fièvre intense. — Saignée générale, application de dix sangsues à l'hypogastre ; cataplasmes.

Cette femme entre à l'hôpital de la Charité dans le service de M. Velpeau. Voici l'état actuel :

Ce qui frappe surtout dans la physionomie de la malade, c'est une sorte d'anxiété, d'angoisse. Il existe une tumeur sur la partie latérale gauche de la poitrine et une partie du flanc correspondant ; les limites de cette tumeur ne sont pas bien tranchées ; elle ne forme pas de saillie distincte, mais elle consiste dans un soulèvement en masse de la partie où elle siége. A première vue, elle semble siéger à la face interne des côtes, qu'elle fait bomber ; la convexité exagérée à laquelle elle donne lieu se perd insensiblement vers les parties voisines.

Voici, à la rigueur, les limites qu'on peut lui assigner :

Elle part de la moitié inférieure de la mamelle gauche, puis elle s'étend, en longueur, jusqu'au niveau de la onzième ou douzième côte gauche. Elle représente une ellipse, qui aurait 12 centimètres dans sa plus grande largeur mesurée à la partie moyenne du grand diamètre, et dont le segment interne commencerait à deux travers de doigt et demi de la ligne médiane du corps. Il n'y a aucun changement de coloration et de structure à la peau. La tumeur est manifestement fluctuante. La malade avait un sentiment de tension plutôt que de douleur.

L'auscultation démontre que la pointe du cœur est refoulée en dedans ; on la trouve à un demi-centimètre environ au-dessus du mamelon.

Le 31 (jour de l'entrée). M. Velpeau pratique une ponction exploratrice qui donne issue à 1 litre et demi d'un liquide limpide, salin, ayant un goût analogue à celui d'un bouillon gras.

1er septembre. Consécutivement à cette ponction, la malade éprouve des accidents assez inquiétants : vomissements, céphalalgie, mouvement fébrile très-intense ; frissons, douleurs vives dans la région malade qui présente quelques caractères d'inflammation ; une augmentation dans la température, une assez grande sensibilité à la pression.

Le 23. On constate un épanchement dans la poitrine, dans la moitié inférieure de la plèvre gauche (matité, égophonie, absence du bruit respiratoire normal) ; douleur vive sur la tumeur. — Vésicatoire volant ; eau de Seltz.

4 octobre. Nouveaux accidents.

Le 10. L'état de la malade s'amenda d'une manière notable, malgré la dyspnée et l'étendue du kyste qui reprend ses premières limites. Les signes d'épanchement pleural s'observent toujours. La malade est obligée de se tenir la tête très-élevée.

6 novembre. Après quelques frissons, quelques tremblements, survient une mort subite.

Autopsie. Il y avait lieu de supposer possible la perforation du diaphragme et l'épanchement du liquide kystique dans la cavité pleurale.

Pour élucider cette question, l'autopsie fut faite avec le plus grand soin, et voici ce que l'on constata :

Le cœur était refoulé vers la troisième côte, vers le bord droit du sternum. En incisant la plèvre pariétale postérieure dans toute son étendue, on donne issue à environ 1 litre d'une sérosité jaunâtre transparente.

Le poumon gauche, qui présente à peine le volume du poing, est ainsi revenu sur lui-même, vers l'origine des bronches.

Il n'existe point de perforation du diaphragme, mais le muscle est fortement soulevé vers la cage thoracique.

Dans la cavité abdominale, le foie est déplacé vers la droite ; son lobe droit est dirigé verticalement en bas, tandis que le lobe gauche va se mettre en rapport avec la portion droite du diaphragme,

L'estomac présente son plus grand diamètre (le diamètre transversal de l'état normal) verticalement dirigé.

La *rate*, toujours en avant, semble étalée dans toute la portion latérale supérieure gauche de l'abdomen. Elle semble former la paroi d'une tumeur fluctuante, tumeur qui paraît circonscrite

d'autres parts par l'épiploon gastro-splénique, par le côlon transverse et par le côlon descendant, et en arrière par le rein et le
feuillet péritonéal qui passe en avant de lui. Mais explorant attentivement la portion de rate étalée vers la région extérieure, on
retrouve trop facilement la fluctuation pour ne pas constater que
cet organe est considérablement aminci, qu'il est comme déployé,
étalé enfin sur une tumeur développée à son centre. Une ponction
donne issue à environ 1 litre, 1 litre et demi de pus parfaitement
lié.

Avec le doigt introduit, pour explorer l'intérieur de cette cavité
pathologique, on amène une énorme membrane sphérique revenue
sur elle-même, et qu'il est facile de subdiviser en deux sortes de
calottes de sphère.

Indépendamment de cette membrane, la face interne de la paroi
est tapissée par une sorte d'enveloppe, de tunique, offrant comme
l'aspect d'une ruche à miel, ayant enfin la plus profonde analogie
avec ce qu'on désigne improprement sous le nom de membrane
pyogénique. Quant à ce qui est de la première membrane, elle est
épaisse de plusieurs millimètres. Elle est blanchâtre, lisse à la
surface, très-friable; sa consistance se rapproche assez de celle de
la gelée de viande. En plusieurs points, elle présente comme de
petites sphères blanchâtres, de volume variable, depuis celui d'un
grain de millet jusqu'à celui d'une noisette. Par places, ces petits
globes sont réunis en cercles; en se juxtaposant, ils forment comme
de petites cavités.

La rate forme l'épaisseur même du kyste, la membrane propre
du kyste; elle est plus ou moins épaissie en différents points; mais
on retrouve sa substance sur toutes les faces du kyste. En résumé,
cette pièce offre un exemple assez rare de kyste développé dans
l'intérieur de la rate, sans accès de fièvre pendant la vie.

Indépendamment de ce fait de mort subite de la malade qui a
présenté ce kyste, mort subite qui peut s'expliquer par le déplacement du cœur par le kyste et par l'épanchement pleurétique, résultat probable d'une inflammation de voisinage, je crois devoir
surtout insister sur la suppuration du kyste à la suite d'une simple
ponction exploratrice.

OBSERVATION XII.

Hydatides du foie, de la rate et des poumons. (Bullet. Soc. anat., t. **XXIX**,
p. 406.)

Le 18 octobre 1854, est entrée à l'hôpital Necker, service de
M. Vernois (salle Sainte-Thérèse, n° 10), une femme nommée
S.... J...., lingère, âgée de 30 ans. Cette malade n'accuse aucune

affection antérieure grave. Réglée à 18 ans, elle n'a jamais eu d'enfants.

Il y a environ deux ans, elle a commencé à ressentir de la gêne dans la respiration, des étouffements, surtout après les repas et lorsqu'elle se livrait à des travaux pénibles ; c'est à cette époque qu'elle dit avoir remarqué, surtout le soir, un léger gonflement des jambes, qui disparaissait et revenait de temps à autre sans qu'elle pût l'attribuer à aucune cause. Puis des douleurs sourdes se sont fait sentir dans les lombes et dans les hypochondres. Cet état maladif n'a fait qu'empirer avec le temps, et enfin, au mois de mai dernier, elle a dû cesser tout travail.

A son entrée à l'hôpital, elle présente les symptômes suivants : la face est fortement congestionnée, les lèvres sont bleuâtres, les yeux sont saillants et larmoyants, la peau du nez et des joues est violacée, les jugulaires sont gonflées et les extrémités supérieures et inférieures sont œdématiées et froides. L'abdomen est considérablement distendu et offre une matité absolue dans toute son étendue, excepté au niveau de la région ombilicale. La parole est brève, saccadée et interrompue à chaque instant par une respiration des plus anxieuses. L'intelligence et la sensibilité sont intactes. L'examen de la poitrine fait voir que l'ampliation de cette cavité se fait principalement aux dépens des côtes. Le côté gauche et antérieur de la poitrine est légèrement gonflé ; le creux sous-claviculaire du même côté est presque effacé.

Percussion du côté gauche. Matité complète en arrière, dans toute la hauteur du poumon, en avant jusqu'au-dessous de la clavicule ; au niveau de cet os, la matité est moins considérable.

Percussion du côté droit. Matité complète en avant, excepté en haut, et sonorité ordinaire en arrière.

Auscultation du côté gauche. Aucun bruit, si ce n'est au-dessous de la clavicule, où le murmure vésiculaire s'entend faiblement, et au niveau du cœur dont les bruits sont perçus très-distinctement.

Auscultation du côté droit. Absence complète du bruit respiratoire en avant ; en arrière, la respiration s'entend assez distinctement.

Le retentissement de la voix est nul du côté gauche, ainsi que la vibration des parois thoraciques ; du côté droit, le retentissement de la voix et la vibration thoracique sont peu marqués.

Dans aucun point de la poitrine il n'existe d'égophonie ni de râle d'aucune espèce.

Les battements du cœur sont peu énergiques et ne soulèvent point la main appliquée sur la région précordiale.

L'abdomen est fortement distendu, il est mat dans toute son étendue, excepté vers l'ombilic.

La fluctuation y est difficilement perçue, ses parois sont infiltrées ; les régions hépatique et splénique sont mates, fluctuantes, mais n'offrent pas de frémissement.

Les règles sont supprimées depuis trois mois; les urines sont rares et limpides : traitées par l'acide azotique et la chaleur, elles ne présentent pas trace d'albumine.

Pas de toux, pas d'hémoptysie, à peine quelques crachats muqueux.

L'appétit est conservé, mais la malade ne peut prendre ni aliments, ni boissons, à cause de l'étouffement et de la gêne respiratoire qu'ils occasionnent. Constipation opiniâtre.

La malade est assise sur son séant, la gêne de la respiration augmente de plus en plus, la voix s'affaiblit, l'asphyxie est imminente. Une saignée de 300 grammes est pratiquée et amène un peu de soulagement; mais bientôt les menaces d'asphyxie apparaissent avec une nouvelle gravité; application de ventouses sur la région précordiale. Ce n'est qu'à l'aide de lavements purgatifs répétés que la malade peut aller à la selle ; l'huile de croton reste sans effet; enfin l'asphyxie devient de plus en plus complète et la mort arrive le 27 novembre après une agonie de quarante-huit heures. L'intelligence reste intacte jusqu'à la fin.

Autopsie. Ouverture de l'abdomen. Ecoulement de sérosité citrine, au milieu de laquelle nagent des caillots fibrineux assez volumineux. Congestion des vaisseaux stomachiques et mésentériques; l'estomac est refoulé plus bas qu'à l'ordinaire ; le foie se présente sous l'aspect d'une masse informe, il descend jusque dans la fosse iliaque droite; le tube intestinal n'offre rien d'anormal.

Examen du foie et de la rate. — Retirés avec peine de l'abdomen à cause des nombreuses adhérences qui les unissent au diaphragme, ces deux organes offrent les particularités suivantes :

Ils constituent une même masse présentant à leur face supérieure deux saillies séparées par un enfoncement. De ces deux saillies, l'une occupe la face supérieure du lobe droit du foie; elle se présente sous la forme d'une tumeur sphérique surajoutée au tissu du foie de la grosseur d'une tête d'adulte; elle est mate et manifestement fluctuante; ses parois paraissent assez résistantes et répondent à la face inférieure du diaphragme auquel elles adhèrent dans la plus grande partie de leur étendue ; cette tumeur fait une légère saillie à la face inférieure du foie, dans toute la partie de cette face située à droite du sillon antéro-postérieur. A l'ouverture de cette tumeur, il s'écoule environ un litre d'un liquide aussi limpide que l'eau de roche ; sa cavité est doublée d'une poche d'aspect blanchâtre, se déchirant avec la plus grande facilité. Cette poche contient dans son intérieur le liquide dont il vient d'être question, et, en plus, dans sa partie déclive et comme déposée sur elle une quantité considérable de petits corps jaunâtres ressemblant à de la sciure de bois très-ténue.

La face externe de cette poche est unie aux parois de la tumeur au moyen de filaments qui se déchirent avec la plus grande facilité. Les parois de la cavité sont lisses et comme recouvertes d'une membrane de nouvelle formation.

La seconde saillie est constituée par la rate, transformée en une vaste poche sphérique, mate, fluctuante, de la grosseur d'une tête d'enfant. Ce kyste splénique est profondément situé dans l'hypochondre gauche et refoule le diaphragme ; sa face externe est unie assez intimement au moyen d'adhérences anciennes à la face inférieure du diaphragme et à la paroi antérieure de l'abdomen. En avant de cette poche, et un peu à gauche, on remarque une faible partie de la rate qui n'a pas été envahie par le kyste. Cette partie, plus friable qu'à l'état ordinaire, suffit néanmoins pour faire recon naître l'organe auquel il appartient. A l'ouverture du kyste splénique, il s'écoule un liquide encore plus limpide que celui du kyste du foie ; on trouve encore, dans ce dernier, une membrane de même nature et très-faiblement unie aux parois de la cavité, parois qui sont aussi constituées par une membrane lisse et ayant tout à fait l'aspect d'une séreuse. On trouve également dans l'intérieur de la poche et sur sa paroi interne une grande quantité de petits corps ressemblant à ceux déjà mentionnés dans le kyste du foie. L'enfoncement qui sépare les deux saillies dont il vient d'être question est constitué par le lobe gauche du foie, qui est tellement uni à la rate au moyen d'adhérences fibreuses, que ces deux organes ne constituent qu'une seule et même masse.

Le bord postérieur du foie offre à droite de la veine cave inférieure une tumeur de la grosseur d'un œuf, intimement unie au diaphragme.

On voit, d'après ce qui précède, que la partie supérieure de l'abdomen est remplie en totalité par le foie et la rate, intimement unis entre eux, constituant ainsi une seule et même masse.

Cavité thoracique. — Adhérence complète du poumon droit. Ce poumon est uni aux côtes et au diaphragme au moyen de tissus fibro-albumineux, offrant dans leur épaisseur de nombreuses loges remplies d'un liquide citrin. Un kyste hydatique occupe à la fois la partie inférieure du lobe supérieur, tout le lobe moyen et la partie supérieure du lobe inférieur du poumon droit. Un autre kyste plus petit adhère à la fois au diaphragme et à la partie inférieure du même poumon.

Le poumon gauche est transformé presque en entier en une poche mate et fluctuante occupant tout le lobe inférieur et la plus grande partie du lobe supérieur.

Observation XIII.

Kyste hydatique de la rate du volume du poing, méconnu pendant la vie.
(Bullet. Soc. anat., t. **XXXI**, p. 155.)

En mai 1856, M. Duboué fait voir un kyste hydatique de la rate trouvé chez un enfant tuberculeux. A..., âgé de 14 ans, était entré, le 14 avril, à l'hôpital des Enfants-Malades, pour une phthisie pulmonaire, affection qui le fit succomber le 13 mai. Le malade n'avait jamais accusé de douleur locale; il avait continuellement de la fièvre avec exacerbation le soir, et se plaignait de sueurs nocturnes. Il n'avait jamais eu de fièvre intermittente, pas de douleur qui pût faire soupçonner l'existence de la lésion qui fait surtout l'objet de la présentation.

A l'autopsie, outre les lésions propres à la phthisie arrivée à sa troisième période, on trouva une rate présentant une tumeur du volume du poing, surajoutée à la partie supérieure de sa face profonde. En palpant cette tumeur, on sentait une assez grande résistance; néanmoins, ses parois se laissaient affaisser, et à sa surface on observait deux ou trois petites bosselures qui offraient beaucoup moins de résistance et qui se laissaient facilement déprimer par le doigt. On pouvait y percevoir le frémissement hydatique. Une incision laissa écouler un liquide clair en même temps qu'une grande quantité d'hydatides de dimensions variables depuis le volume d'un petit grain de raisin jusqu'à celui d'un œuf de pigeon. A l'intérieur du kyste, on trouve une membrane assez épaisse, roulée sur elle-même, à demi transparente et de consistance mollasse. La surface externe des parfois du kyste est couverte d'un enduit graisseux et épais dans certains points. Les parois sont d'inégale épaisseur, atteignent en certains points 0,002 à 0,003mm, tandis que, dans d'autres, elles n'ont pas 0,004mm. Dans une certaine étendue, le tissu qui les forme est très-dense et comme fibro-cartilagineux. Elles paraissent constituées par le tissu même de la rate.

Observation XIV.

Kyste du rein gauche. — Diagnostic incertain entre une tumeur de la rate ou du rein.

Une jeune fille de 20 ans, d'une bonne santé, éprouve tout à coup une douleur vive dans le côté gauche; elle a de la fièvre, pas de vomissements. Le médecin trouve dans l'hypochondre gauche une tumeur que la malade n'avait pas remarquée (Cataplasmes, sangsues). Amélioration; rétablissement incomplet.

Deux ans après, teinte terreuse de la peau, face grippée; douleur vive dans la région splénique; nausées, vomissements de matières verdâtres; constipation. Les règles manquent depuis six mois; rien dans les urines, pas d'hématurie; toux sèche, respiration un peu fréquente, pouls petit, serré, 95 pulsations; bruit de diable aux carotides. Abdomen déformé par une énorme tumeur extrêmement douloureuse à la pression, globuleuse, saillante au-dessous des fausses côtes, assez mobile, non fluctuante, comme bilobée, séparée de la paroi abdominale par une anse intestinale.

Diagnostic incertain entre une tumeur du rein et une tumeur de la rate.

Traitement médical (sangsues, cataplasmes). — Onze jours après, violent frisson, point de côté à gauche; épanchement pleural considérable; mort au bout de six jours.

Autopsie. — Tumeur de la forme et du volume d'un gros œuf d'autruche, occupant l'hypochonde et le flanc gauche. Entre la tumeur et le rein est une dépression qui la fait paraître bilobée. L'intestin grêle est en dedans, le côlon au devant de la tumeur, qui forme la paroi inférieure d'un vaste abcès, plein d'un liquide séro-purulent, situé entre l'estomac, la rate atrophiée, le diaphragme et la paroi antérieure de l'abdomen. Rien à noter dans l'intestin, le rein droit, la vessie, l'utérus, les ovaires, le poumon droit, le cœur, le cerveau; la plèvre gauche renferme un liquide semblable à celui de l'abcès; il n'y a pas de communication entre les deux collections.

La tumeur unie au rein pèse 1,700 grammes. Elle est obscurément fluctuante, et ne présente pas le frémissement; elle s'est développée entre la capsule rénale qui la recouvre dans la plus grande partie de son étendue, et le tissu propre du rein qu'elle a atrophié au point de n'être séparée de l'intérieur des calices et du bassinet que par une lame très-mince de ce tissu. — Cette tumeur n'est autre qu'un kyste hydatique très-volumineux. (Livois, thèse de 1843, obs. 6, p. 3.)

Observation XV.

Kyste du rein gauche. — Diagnostic incertain entre un kyste de la rate ou du rein, le kyste de la rate ayant été regardé comme plus probable par M. Nélaton lui-même. (Cette observation a déjà été rapportée dans la thèse de M. Béraud. Paris, 1868.)

Emilie M..., orpheline, âgée de 18 ans, fleuriste, est entrée à l'hôpital des Cliniques, le 9 mai 1859; elle est couchée au n° 28 de la salle des femmes.

Cette jeune fille a toujours habité Paris ; elle paraît douée d'une bonne constitution, elle ne se souvient pas d'avoir été malade. Réglée à 16 ans pour la première fois, elle n'a jamais éprouvé de retard jusqu'au moment où elle est devenue enceinte ; elle a eu une grossesse très-heureuse, et elle est accouchée le 14 novembre dernier, après quatre jours de souffrances. Vers la fin de décembre elle s'est aperçue qu'elle avait dans le ventre, au milieu du flanc gauche, une tumeur assez dure, grosse comme le poing. Elle ne peut dire si, à cette époque, cette tumeur s'élevait jusqu'aux côtes. «Elle remuait, dit-elle, lorsqu'elle était couchée ou assise, et ne l'incommodait nullement.» Au mois de février, elle a été prise d'une douleur assez vive partant des reins et descendant vers l'utérus ; il lui semblait qu'elle allait accoucher. Le mois suivant seulement les règles ont reparu, elle n'a plus souffert. Depuis deux mois, la tumeur grossit plus rapidement, et c'est son volume croissant qui a effrayé la malade et l'a décidée à entrer à l'hôpital.

9 mai. Sa santé n'est pas altérée, elle n'a jamais de fièvre, son appétit est excellent ; elle ne se plaint que d'aller rarement à la garde-robe et toujours avec peine. Dès qu'on la découvre, on est frappé de la saillie considérable que la masse intestinale vient faire, au moindre mouvement, à travers une éventration de trois travers de doigt ; l'hypochondre et le flanc gauches sont déformés par une tumeur qui soulève aussi les dernières côtes, et dont voici les limites précises : En haut la percussion donne de la matité jusqu'à 9 ou 10 centimètres au-dessus du rebord costal ; cette matité se confond dans celle du cœur. En bas, la tumeur arrive à 3 ou 4 centimètres de l'épine iliaque antérieure, et elle descend jusqu'à la crête iliaque en arrière. En dedans et en avant, elle est séparée de l'ombilic par trois travers de doigt. En arrière, on la perd sous la masse des muscles longs du dos ; elle paraît mobile sur les parties profondes ; elle est parfaitement indépendante des parois abdominales, dont cependant aucune anse intestinale ne la sépare ; elle présente quelques larges bosselures, quelques irrégularités dans son contour ; elle est concave en dedans comme en dehors, par conséquent réniforme ; au milieu de la concavité on observe une légère saillie. Si on immobilise la tumeur, on reconnaît qu'elle est rénitente et donne la sensation de flot ; si on lui imprime un choc léger et brusque, la main sent comme un frémissement ondulatoire.

D'après ces signes, M. Nélaton annonce un kyste kydatique ; le siége et la forme de la tumeur, l'absence de tout trouble du côté de la sécrétion urinaire, semblent indiquer un kyste de la rate. «Cependant, dit M. Nélaton à sa clinique, gardez-vous d'affirmer un pareil diagnostic, les tumeurs de la rate et celles du rein ont les mêmes apparences lorsqu'elles sont très-volumineuses. Il y a quatre ans, je donnai des soins à un médecin portugais, homme instruit, s'observant très-bien. Il avait une énorme tumeur dans l'hypochondre gauche, et il pensait qu'elle était due à une hypertrophie de la rate ; il avait longtemps habité un pays où la fièvre intermittente est endémique... La tumeur devint douloureuse, elle s'enflamma. Tout portait à croire qu'il s'était formé un abcès dans la rate. Je fis une ponction, et j'évacuai 5 litres de pus. Aucune injection ne réussit à tarir la suppuration et le malade succomba. A l'autopsie, on trouva dans le rein gauche une vaste cavité anfractueuse, et, au milieu du pus qui la remplissait, un calcul volumineux ; et cependant il n'y avait eu aucun symptôme d'affection des voies urinaires, ni pus, ni sang, ni graviers dans les urines, ni coliques néphrétiques ; l'uretère était oblitéré, et l'urine limpide que rendait le malade provenait du rein droit. »

Le 27, M. Nélaton fait une ponction avec un trocart explorateur ; il sort environ 1 litre de liquide transparent, limpide comme de l'eau de roche, qui ne donne aucun précipité par l'acide nitrique, et ne se coagule pas par la chaleur. Plus de doutes sur la nature de la tumeur, c'est bien un kyste hydatique.

Le 30. M. Nélaton fait appliquer un fragment de potasse caustique au-dessous du rebord costal ; l'eschare sera excisée, et alors on pourra placer dans la plaie un morceau de pâte de Canquoin, et on cautérisera successivement jusqu'au péritoine.

20 juin. Une ponction devait être pratiquée au fond de la cavité produite par les cautérisations ; mais en faisant faire un grand soupir à la malade, M. Nélaton croit reconnaître que la tumeur, repoussée par le diaphragme, glisse encore un peu derrière les parois abdominales, et il fait appliquer de nouveau de la pâte de Canquoin.

Le 25, les adhérences paraissant solides, la ponction est faite avec un petit trocart. Le liquide qui s'écoule est d'abord jaune-citron, et devient peu à peu plus trouble et plus foncé ; il précipite abondamment par l'acide nitrique ; la malade ne peut pas se mettre dans une position qui permette l'évacuation complète du kyste. La canule est laissée dans la plaie.

1er juillet. Elle donne issue à un liquide de plus en plus épais ; le lendemain, elle ne peut plus être supportée, et on lui substitue, dans le but d'établir un trajet fistuleux, une corde à boyau, que la malade, très-indocile, ne tarda pas à déplacer dans ses mouvements. La plaie se cicatrise profondément, et lorsqu'on veut faire des injections, on ne peut plus pénétrer dans le kyste. Bientôt des douleurs diffuses, assez vives, se développent dans l'abdomen ; la moindre pression est intolérable. Le pouls est fréquent et petit ;

la malade a des vomissements verts, porracés. — Cataplasmes;
diète.

Le 4. Un large vésicatoire est appliqué sur le ventre; le lendemain la douleur est moins vive, le pouls est meilleur.

Le 8. Depuis deux jours, le ventre est extrêmement distendu;
les anses intestinales se dessinent à sa surface; la région ombilicale est soulevée. Au niveau de la ponction, la percussion, très-
douloureuse, donne une sonorité tympanique : la tumeur a été repoussée en arrière. Dans le flanc droit, il y a de la matité et de la
fluctuation, annonçant un épanchement dans la cavité péritonéale.
La malade présente une teinte ictérique; ses urines sont brunes;
elle a des selles séreuses très-fréquentes. M. Nélaton prescrit
1 centigr. d'extrait d'opium toutes les heures ou toutes les deux
heures, selon l'effet produit, et des frictions mercurielles.

Le 20. Peu à peu la péritonite cède; la malade est mieux, mais
elle est amaigrie, sans force, sans appétit. Le ventre est encore
douloureux à la pression.

1er août. La malade ne digère pas, elle vomit tout ce qu'elle
prend, quoiqu'on lui donne de la glace et de l'eau de Seltz. Il s'est
formé, à la suite de la péritonite, à droite et au-dessous de l'ombilic, une tumeur fluctuante; on la ponctionne, et il s'écoule par
la canule du trocart un liquide verdâtre, puis du pus bien lié, en
tout plus d'un litre. On lave la poche, et on fait une injection de
teinture d'iode étendue d'eau. Aucun accident ne survient.

Le 2. L'état général est meilleur; la malade n'a pas vomi.

Du 2 au 11. L'amélioration se maintient quelques jours; cependant les aliments ne sont pas supportés par l'estomac, le bouillon
même est rejeté. M. Adolphe Richard, chargé du service pendant
les vacances, essaye de faire prendre de la pepsine à la malade,
mais sans obtenir le moindre succès. Les forces déclinent, la mai-
greur est extrême.

Le 14. Le kyste s'est rempli peu à peu, et il soulève de nouveau
la paroi abdominale. M. Richard pense qu'une ponction est indispensable, et il prie les internes du service, MM. Péan et Raynaud,
de la pratiquer; il recommande de faire sortir les hydatides, si
c'est possible, et de laver la poche avec soin. La ponction, dans le
même point que la précédente, est faite dans l'après-midi avec un
trocart assez gros, et il sort un pus épais très-fétide. Bientôt la
canule est obstruée par une membrane hydatique, que l'on amène
au dehors en l'aspirant avec une seringue; plusieurs sont ainsi retirées, mais avec beaucoup de peine. MM. Péan et Raynaud eurent
recours à la pompe aspirante et foulante de M. Mathieu, et purent
ainsi retirer environ 2 litres d'une bouillie épaisse, d'une féti-
dité repoussante, formée de membranes déchirées, ramollies, bai-

gnant dans du pus. — On lave la poche ; injection chlorurée ; la sonde est laissée à demeure pour pouvoir renouveler les injections.

Le 18, la malade n'est pas trop mal ; le pouls semble s'être un peu relevé. Il ne s'est produit aucun accident local.

Le 21. Malheureusement le mieux est de courte durée. Malgré tous les soins dont on entoure la malade, elle ne s'alimente plus ; elle succombe dans le marasme le 23 août.

Autopsie. — Le kyste est en rapport, à gauche, avec le côlon descendant ; à droite, avec les anses intestinales ; en avant, avec la paroi abdominale ; en haut, avec l'estomac et la rate. Il ne dépend pas de ce dernier organe et n'a contracté avec lui que des adhérences inflammatoires faciles à déchirer ; il est, au contraire, intimement uni au rein, et la dissection montre qu'il s'est développé dans la substance corticale de cet organe ; la tunique fibreuse et le péritoine, distendus, l'enveloppent et se confondent avec lui.

Le rein paraît sain en avant ; il est un peu pâle et légèrement atrophié en arrière ; il ne concourt nullement à former les parois du kyste. L'épaisseur de ces parois est de 2 à 3 millimètres ; elle est égale sur tous les points. La face interne du kyste est d'une couleur jaune-verdâtre ; elle offre l'aspect d'une membrane séreuse, et elle est tapissée par une couche épaisse de matières purulentes accumulées surtout dans l'intervalle des plis nombreux qu'elle présente. Il ne reste plus d'hydatides.

Le kyste n'adhère à la paroi abdominale que par un trajet fistuleux, fibrineux, assez peu résistant, qui présente une déchirure à droite. Il est probable que cette déchirure a été faite pendant l'autopsie. La cavité péritonéale offre des traces d'une péritonite non récente. Dans le flanc droit, existe une poche circonscrite par les anses intestinales et les parois abdominales réunies par des adhérences ; nous l'avons vue se former à la suite de la péritonite. Elle a été ponctionnée, et il reste très-peu de pus dans sa cavité.

Les autres organes sont sains.

OBSERVATION XVI.

Kyste hydatique de la rate, diagnostiqué par Michon et traité par le caustique et la canule à demeure. — Guérison. (Je remercie M. le Dr Hemey, mon ancien collègue de l'Hôtel-Dieu, d'avoir bien voulu me communiquer une observation aussi intéressante.)

La nommée Berthe Ch..., âgée de 21 ans, frangeuse, est entrée le 6 septembre 1860, à l'hôpital de la Pitié, salle Saint-Augustin, n° 29.

Elle est accouchée il y a deux ans et demi, et depuis cette

époque, elle a éprouvé des douleurs vagues dans le côté gauche, et elle a remarqué à ce niveau un gonflement assez notable; elle a constaté un affaiblissement de la puissance du bras gauche; les fonctions de la vie sont quelque peu gênées; l'appétit, qui a toujours langui, est peut-être moindre que de coutume; vomissements depuis quelque temps; la marche surtout est pénible et donne lieu à des douleurs de côté.

A son entrée à l'hôpital, la tumeur s'étend depuis la partie postérieure de l'hypochondre gauche jusqu'à la ligne médiane en avant; en hauteur, elle remonte jusqu'à trois travers de doigt au-dessous du sein et descend jusqu'à l'ombilic à peu près; le côté est déformé par une voussure assez considérable qui occupe toute la partie correspondant à la tumeur. Si l'on palpe la tumeur dans tous les sens, on parvient à y rencontrer une sorte de frémissement qui me fit porter le diagnostic : kyste hydatique, de la rate probablement? (c'est M. Hemey qui parle), diagnostic confirmé par Michon à sa visite du 7 septembre.

Le jeudi 13 septembre, Michon pratique l'électropuncture; deux aiguilles assez longues, mais très-fines, sont introduites dans la tumeur, et l'on fait passer pendant une minute environ un courant électrique, puis les aiguilles sont retirées. La journée se passe bien et ne présente aucun accident; le soir, il y a un peu de douleur de côté, gêne de la respiration, de la céphalalgie.

Le lendemain, le pouls est un peu fréquent; il n'y a d'ailleurs rien de remarquable, les accidents de la veille ont disparu. La tumeur paraît diminuée; au toucher elle est plus molle, on y sent mieux la fluctuation.

La mensuration donne 75 centièmes de circonférence au lieu de 76 centièmes qu'elle avait donné la veille, différence dont il faut peu tenir compte à cause des erreurs auxquelles la mensuration expose.

Le 15. La malade est prise de douleurs de côté, et M. Michon fait le traitement de la péritonite.

Le 17. Mieux sensible; plus de douleur; faiblesse et inappétence.

Rien de particulier les jours suivants.

8 octobre. La tumeur a repris son volume; elle est aussi dure qu'auparavant; M. Michon se propose de recommencer l'électropuncture.

Cependant, le 16, il fait une application de potasse caustique sur le point culminant.

Le 20. L'eschare est fendue. Nouvelle application de caustique.

Le 23. On est sur l'aponévrose du grand oblique.

Le 25. Nouvelle application qui détruit l'aponévrose et le muscle. La malade souffre un peu de son côté pendant la nuit.

3 novembre. M. Michon fait une ponction au milieu de l'eschare avec un trocart capillaire ; il s'écoule par la canule 1,150 grammes d'un liquide parfaitement transparent et dépourvu d'albumine.

Les jours suivants (4 et 5 novembre), douleurs dans le côté, mais pas de symptômes de péritonite. — Opium à petites doses, 0,01 gr. toutes les deux heures.

M. Michon jugeant que l'action du caustique n'est pas suffisamment étendue, fait plusieurs applications de pâte de Vienne.

Le 18. Douleurs lancinantes dans le côté gauche, fièvre intense ; la tumeur est très-tendue, douloureuse.

Le lendemain, diarrhée et symptômes d'infection putride.

Le 20. M. Michon fait une ponction avec un trocart ordinaire et retire environ 800 grammes d'un liquide purulent, fétide, puis il laisse une sonde dans le kyste. La malade éprouve de vives douleurs dans l'abdomen, particulièrement au niveau de la tumeur.

Le 21. Pas d'accidents sérieux, peu de fièvre, pas de vomissements ; sensibilité exagérée de l'abdomen.

Le 22. On met une sonde plus volumineuse à la place de celle qu'on avait introduite la veille. — Lavages à la teinture d'iode étendue d'eau.

Ce même traitement est répété chaque jour.

Le 30. Une sonde de 8 millimètres laisse sortir des débris d'hydatides. L'état général de la malade s'améliore.

24 décembre. L'état général est excellent; la plaie du côté est très-rétrécie, et, de plus, la capacité du kyste est rétrécie au point de n'admettre pas plus de 40 à 50 grammes de liquide lorsqu'on fait l'injection iodée.

20 janvier. La malade sortait de l'hôpital avec une fistule qui donnait encore chaque jour quelques gouttes de sérosité purulente, et, deux mois après, la plaie était complétement cicatrisée, et la jeune malade avait les apparences de la meilleure santé.

Traitement. — Lorsqu'on a été assez heureux pour parvenir à poser d'une façon certaine le diagnostic : kyste de la rate, que reste-t-il à faire ?

Attendra-t-on de grands effets d'un traitement médical? On a préconisé le chlorure de sodium et le calomel à l'intérieur contre les hydatides, mais jusqu'ici les faits ne sont pas assez nombreux que je sache pour en conclure à l'efficacité de ces médicaments contre l'affection qui nous occupe. En outre, des succès de ces médicaments ont été observés dans des cas d'hydatides du foie, et l'on sait que, lorsque la bile s'épanche dans un de ces kystes, cela suffit à détruire l'hydatide. Peut-être bien les succès attribués au chlorure de sodium et au calomel ne reconnaissent-ils comme cause que l'action de la bile sur le kyste hydatique. Lorsqu'il s'agit d'un kyste de la rate dont le développement n'est pas trop considérable, s'il ne fait pas saillie du côté de la cavité thoracique de manière à gêner la respiration ou à déplacer le cœur, on pourra expérimenter de nouveau ces médicaments, sans cependant trop compter sur leur action.

Lorsqu'au contraire le kyste augmente de volume assez rapidement, lorsque surtout il tend à faire saillie vers la cavité thoracique, ses premiers effets étant d'occasionner une certaine gêne de la respiration en même temps qu'un déplacement du cœur, je crois qu'on doit intervenir d'une façon plus directe.

Le traitement dit chirurgical comprend différentes méthodes :

1° *Les ponctions successives à l'aide d'un trocart capillaire.* — Il est indubitable que cette méthode a eu des succès, mais elle a eu aussi des revers. Ces ponctions mènent rarement à la guérison. J'ai vu, à l'hôpital des Enfants-Malades, M. Giraldès, l'un de mes maîtres, employer cette méthode chez une jeune fille qui portait un kyste hydatique du foie ; dans le cas actuel, ce procède n'amena aucun résultat. M. Giraldès eut ensuite recours, à différentes reprises, à la ponction avec un gros trocart, au bistouri, au tube à drainage et aux injections iodées et phéniquées ; ce traitement dura près d'un an et fut suivi de la guérison complète du kyste.

Mais outre leur peu d'efficacité, je ne leur crois pas l'innocuité aussi parfaite qu'on leur suppose généralement ; je connais deux faits qu'une voix plus autorisée que la mienne relatera sans doute, où cette ponction exploratrice fut suivie d'épanchement du liquide kystique dans la cavité péritonéale. (Il s'agissait dans ces cas de kystes de l'ovaire.) Des faits analogues ont déjà été observés.

Elles exposent à l'inflammation et à la suppuration du kyste, témoin le cas observé par M. Rambeau dans le service de Velpeau.

2° *Ponction à l'aide d'un trocart volumineux.*—Je ne m'arrêterai pas à discuter cette méthode. Elle a, à un degré beaucoup plus élevé, les inconvénients des ponctions capillaires ; elle est, du reste, rejetée aujourd'hui par tous les praticiens. La malade dont M. Gaillet a rapporté l'observation a succombé à une péritonite aiguë consécutive à l'épanchement du liquide kystique dans la cavité péritonéale.

3° *Ponction avec un trocart volumineux en laissant la canule à demeure.* — Ce procédé est expéditif et assez avantageux, en ce qu'il permet de vider immédiatement le kyste et de faire dans sa cavité des injections iodées dans le cas où le liquide serait déjà purulent.

Si le kyste n'est pas enflammé, la canule du trocart en déterminera l'inflammation et l'on pourra agir comme précédemment. Assez souvent, il arrive que des hydatides viennent obturer la canule et empêchent l'écoulement du pus ; on peut remédier à cet inconvénient en introduisant un stylet de trousse dans la canule, ou bien, lorsqu'on est sûr que des adhérences ont eu le temps de s'établir entre les parois dn kyste et les parois abdominales autour de l'ouverture, on peut remplacer la canule par une autre canule ou par une sonde en gomme élastique dont le calibre serait plus volumineux.

Lorsqu'on a ainsi ponctionné un kyste, on voit survenir un appareil fébrile symptomatique de l'inflammation du kyste; mais ces symptômes seront de courte durée. Au bout de quatre ou cinq jours, si l'écoulement du pus se fait convenablement, tout rentre dans l'ordre naturel des choses; peu à peu la suppuration diminue, et, dans un temps plus ou moins éloigné, les parois du kyste finissent par s'accoler et la guérison du kyste est définitive.

On fait généralement aujourd'hui des injections avec de la teinture d'iode étendue d'eau :

La teinture d'iode a, selon nous, un double effet :

Elle agit, non pas comme antiphlogistique, ainsi que le disait M. Boinet à la Société de chirurgie, mais bien comme irritant substitutif. Son action irritante est surabondamment prouvée par les effets qu'on en obtient journellement dans la pratique chirurgicale, et il faudrait ne pas vouloir voir les choses telles qu'elles se passent pour ne pas l'admettre.

L'iode a en outre une action manifeste comme désinfectant. Cette propriété fera donc préférer l'emploi de la teinture d'iode à celui de l'alcool.

On a reproché à ce procédé de ne pas mettre suffisamment à l'abri de l'épanchement du liquide kystique dans la cavité péritonéale ou dans la plèvre. On a dit que le kyste, une fois vidé, ses parois pouvaient glisser sur la canule à la suite des mouvements du malade, de là la possibilité d'une péritonite ou d'une pleurésie par épanchement. La chose n'est peut-être pas impossible, et c'est pour cela que, si l'on a recours à ce procédé, on devra toujours avoir la précaution d'enfoncer la canule aussi profondément que possible dans le kyste et de la maintenir dans cette position, à l'aide d'un bandage de corps bien appliqué.

M. Boinet a voulu instituer une modification de ce procédé ; voici en quoi elle consiste :

Il fait une seconde ponction, et, au lieu de laisser la canule du trocart, il la remplace par une sonde en gomme qu'il introduit dans la canule, et retire ensuite cette canule. Il a le tort, par conséquent, de laisser deux sondes dont le calibre est moindre que celui de la canule du trocart, et si déjà il y avait lieu de craindre que la canule ne s'échappât du kyste, à plus forte raison le procédé modifié par M. Boinet exposera-t-il à l'inconvénient qu'il faudrait éviter. Le seul avantage, peut-être, de cette modification, est de permettre de laver le kyste plus convenablement par les injections.

4° *Procédé de Récamier*. — Établir une communication entre le kyste et l'air extérieur par une ouverture aussi large qu'on la veut, ouverture environnée d'adhérences certaines entre le kyste et la paroi abdominale, tel est le but qu'on atteint par l'emploi de ce procédé. On cherche le point du kyste le plus nettement fluctuant, on y applique une certaine quantité de caustique de Vienne avec les précautions ordinaires. Deux ou trois jours après, on incise l'eschare avec le bistouri, on l'enlève en partie, et on fait une nouvelle application de caustique ; et ainsi de suite jusqu'à ce qu'on ait atteint le fascia qui double le péritoine.

Lorsque l'eschare est prête à s'éliminer, on peut, avec le bistouri, pénétrer dans le kyste. On devra toutefois s'assurer que ce dernier temps de l'opération n'a provoqué aucune hémorrhagie, ni à l'intérieur ni à l'extérieur. Le kyste ainsi vidé, on y injecte de la teinture d'iode étendue d'eau, et on laisse une mèche dans la plaie.

Le lendemain on enlève cette mèche et on continue les injections iodées autant que besoin en est.

On a ainsi une plaie assez large pour permettre au pus et aux hydatides plus ou moins désorganisées de s'écouler facilement; on est à l'abri de ces symptômes putrides provoqués par leur rétention dans le kyste lorsqu'on à employé une canule trop étroite; enfin on agit en toute sûreté, car les adhérences entre le kyste et la paroi abdominale sont assez intimes et assez étendues lorsqu'on a eu la précaution d'appliquer le caustique à plusieurs reprises. J'ai eu tout dernièrement l'occasion de faire l'autopsie d'un homme qui, dans le service de M. Dolbeau à l'hôpital Beaujon, avait succombé à une néphrite suppurée des deux reins. — M. Dolbeau qui avait diagnostiqué un abcès du rein droit avait appliqué le caustique de Vienne à ce niveau, et avait ainsi ouvert cet abcès. A l'autopsie, il m'a fallu me servir du bistouri pour isoler le rein kystique de la paroi abdominale, tant les adhérences étaient solides et étendues.

Le seul reproche qu'on puisse faire à ces applications de caustique, c'est d'être douloureuses; mais que devient ce désagrément en présence des garanties qu'on peut ainsi offrir aux malades ?

Tel est le procédé le plus généralement suivi et celui aussi auquel nous sommes d'avis de donner la préférence.

Le procédé mixte employé par Michon dans l'observation que j'ai rapportée, est bon en ce qu'il met à l'abri des épanchements dans la péritoine ou la plèvre, mais il ne donne pas suivant nous une ouverture suffisante. On pourrait, il est vrai, dilater cette ouverture en y introduisant

un corps hygrométrique tel que l'éponge préparée, la racine de gentiane ou mieux que cela, la racine de la lami-
naria.

Le procédé de Bégin qui consiste à inciser avec le bistouri successivement la peau et les muscles jusqu'à l'aponévrose, à inciser celle-ci et le péritoine sur la sonde canne
lée, de manière à permettre au kyste de se présenter à cette
ouverture et à repousser les anses intestinales s'il en apparaissait, et attendre qu'il y ait des adhérences entre le
kyste et les lèvres de l'incision pour pénétrer dans le kyste
avec le bistouri ou le trocart, n'a sur le procédé de Récamier que l'avantage de la promptitude d'exécution, mais
il ne peut lui être comparé au point de vue des garanties
de péritonite et autres accidents.

Trousseau a employé pour produire les adhérences du
kyste à la paroi abdominale une méthode qui consiste à
provoquer une inflammation limitée au moyen de l'acu-
puncture, il enfonçait de grandes épingles successivement
à côté les unes des autres, il incisait ou ponctionnait le
kyste quand il le supposait adhérent.

L'opération toute particulière qu'a supportée la malade
de M. Péan me conduit à tracer ici l'historique de la splénotomie, et à le faire suivre de quelques réflexions sur les
conséquences de cette opération.

SECONDE PARTIE

Histoire de la splénotomie.

Après avoir assisté à l'opération de splénotomie faite par M. le Dr Péan, alors mon chef de service, j'ai voulu savoir où en était l'état de la science sur ce point. Je savais qu'on avait pratiqué nombre de fois cette opération chez des mammifères de presque tous les ordres ; j'avais lu dans le *Traité de physiologie* de M. Béclard les quelques mots qu'il rapporte du cas d'extirpation de la rate publié par Adelmann ; je croyais trouver dans la science des faits analogues, et après de longues et pénibles recherches, je regrette de n'avoir pu rassembler qu'un petit nombre d'observations, dont quelques-unes, bien qu'authentiques, laissent complétement à désirer à cause de l'insuffisance des détails.

Néanmoins, j'ai cru devoir traduire celles qui étaient publiées en langues étrangères et les rapporter ici, heureux si j'ai pu épargner quelque temps à ceux qui seraient désireux de faire les mêmes recherches.

La splénotomie a été faite chez l'homme :

1° Dans les cas des plaies de l'abdomen avec issue de la rate ;

2° Dans des cas de maladies de la rate proprement dites.

1° SPLÉNOTOMIE CONSÉCUTIVE AU TRAUMATISME.

1. *Ablation presque complète de la rate. Guérison.* (Cas de Nicolas Mathias. *Ephem. med. physicar.* Dec. II, ann. III, 1684, page 378. *De exciso liene ex homine, sine noxá.*) — En 1678, près de la ville de Colberg, un jeune homme de 23 ans avait reçu dans une rixe un coup de couteau à l'hypochondre gauche ; privé de tout secours, le blessé passa la nuit baigné dans son sang. Le lendemain, Nicolas Mathias, sur la réquisition d'un magistrat, se rendit sur le lieu de l'accident. Il trouva le malade très-affaibli ; la rate faisait hernie à travers la plaie, et elle ne put être réduite à cause de l'augmentation de son volume. Le blessé fut transporté à Colberg. Un médecin appelé en consultation ne fut pas d'avis de réséquer la rate (parce que les auteurs ne lui avaient pas appris qu'on pût vivre sans rate). Malgré cela, le chirurgien lia avec un fil de soie la partie herniée de la rate, attira au dehors le reste de l'organe, et appliqua une nouvelle ligature sur son pédicule. Trois jours après, il fit l'ablation de la rate ; il ne se produisit qu'une hémorrhagie de peu d'importance qui fut arrêtée par des styptiques.

Au bout de trois semaines, le malade était guéri ; il ne restait de la rate qu'on moignon gros comme une aveline, faisant corps avec les lèvres de la plaie, et auquel aboutissaient les vaisseaux de l'organe. Celui-ci, examiné par Œnnius, fut trouvé entier, normal, et ne présentant qu'une incision au niveau du hile. Plus tard, ce jeune homme devint père ; sa santé était excellente, car six ans après (époque de la publication du fait), il vaquait à toutes ses occupations habituelles.

II. *Ablation complète de la rate. Guérison.* — Cas de FERRERIUS. (Fantoni. *De obs. med. et anat.* Epist. I et VI.) — Une femme, âgé de 30 ans, d'un tempérament sanguin, commença à avoir de la fièvre en 1711. On sentit une tumeur à la partie supérieure de l'hypogastre, tumeur dont la consistance et le volume augmentèrent ; le pied et la jambe gauches s'œdématièrent. Tout le mois de janvier, il s'écoula par le vagin un pus fétide dont on facilita l'issue par des injections. La tumeur diminuait, et pourtant la dureté du ventre et la fièvre persistaient. Quatre mois après, la malade était très-affaiblie ; on fit une incision sur un point fluctuant, à trois travers de doigt à gauche au-dessous de l'ombilic ; un pus fétide en sortit pendant longtemps ; puis la malade se plaignit de douleurs atroces dans l'hypochondre gauche ; l'abcès fusa vers l'ombilic ; il s'y produisit une autre issue, et le pus s'écoula par les deux ouvertures à la fois. La femme était au dernier degré du marasme, quand son médecin, ayant remarqué quelque chose de noirâtre à la grande ouverture de l'ombilic, fit appeler le grand Ferrerius.

A première vue, ils crurent à un déplacement intestinal ; mais après un examen plus attentif, ils pensèrent que c'était différent, et que, quoi que ce fût, il fallait enlever cette masse putréfiée que la nature s'efforçait d'expulser. L'opérateur habile l'extirpa en entier sans peine ; elle mesurait 8 travers de doigt de longueur sur 4 d'épaisseur, et 2 au moins de largeur. Sa partie antérieure est recouverte d'une enveloppe membraneuse, la partie postérieure était un peu putréfiée, l'intérieur était tout à fait semblable au tissu de la rate. La malade se reposa un peu la nuit suivante ; l'appétit lui vint ; ce qu'il y a surtout d'étonnant, c'est que, pendant plusieurs jours, des aliments mêlés au pus passaient par l'ouverture de l'abcès ! Néanmoins, la fièvre cessa peu à peu ; l'ouverture diminuait et ne laissait plus s'écouler qu'une petite quantité de pus ; enfin, la malade recouvra la santé et les forces, le visage s'anima et les règles reparurent.

Au dire de Ferrerius, son opérée accoucha plus tard d'un enfant à terme ; mais, à partir de ce moment, l'abdomen a augmenté de volume ; souvent, pendant plusieurs années, elle eut des érysipèles

en divers points du corps, notamment à la tête, ou bien des métror-
rhagies abondantes. Au commencement de novembre 1716, à la
suite d'une métrorrhagie bientôt arrêtée, la fièvre apparaît ; il se
déclare un érysipèle de la face qui disparait en peu de jours ; cependant, la fièvre augmente ; des douleurs atroces se font sentir
dans l'abdomen ; insomnies, soif importune, langue sèche et bru-
nâtre, haleine fétide. Mort le 20 novembre 1716.

A l'autopsie, on trouva le foie plus volumineux que d'ordinaire,
il occupait l'hypochondre gauche ; absence complète de la rate,
des cicatrices seulement aux points d'adhérences de la rate aux
divers organes ; épiploon contracté et adhérent au péritoine dans
la région ombilicale, le mésentère et les intestins enflammés et
presque gangrenés.

III. *Ablation partielle. Guérison. (Philosophical Transactions,* 1737.)
Cas de Ferguson. — Un homme reçut un coup de couteau dans les
parois abdominales, la rate sortait à travers la plaie. Le chirurgien,
appelé vingt-quatre heures après l'accident, étreint dans un lien
fortement serré la partie herniée et l'enlève ensuite. Elle pesait 3
onces 1/2 (100 grammes environ). Le malade guérit.

IV. *Ablation complète. Guérison. (South. Chelius, Handbuch der
Chirurgie.)* Le 27 juin 1743, après la bataille de Deltingen, un sol-
dat portait une large blessure des parois abdominales ; des anses
intestinales faisaient hernie en même temps que la rate. Les intestins furent réduits et la rate enlevée en entier ; suture des parois. Le malade guérit.

V. *Ablation complète. Guérison. (Transactions of the medical and
physical Society of Calcutta,* 1836.) — Le Dr Donnel de Purneah
lia, puis enleva la rate à un homme de 30 ans, auquel un buffle
avait fait une plaie de l'abdomen longue de 2 pouces. Le malade
guérit complétement au bout de deux mois. Une partie de la rate
fut présentée à la Société médicale de Calcutta.

VI. *Ablation partielle. Guérison. (Gazette médicale de Paris,* 1844,
n° 18.) Cas de M. Berthet (de Gray). — Un individu reçoit, dans
une rixe, un coup de couteau dans le flanc gauche. M. Berthet (de
Gray), appelé huit jours après l'accident, reconnaît au lieu de la
blessure une tumeur considérable formée par la rate, qui exhalait
une forte odeur de putréfaction. Il l'excisa, et, après des panse-
ments méthodiques, le malade guérit et vécut encore treize ans et
demi. Les digestions se faisaient généralement bien. Il mourut de
pneumonie. A l'autopsie, on ne trouva qu'une très-faible partie

de la rate, grosse comme une noix, appliquée sur les parois extérieures de l'estomac.

VII. *Ablation partielle. Guérison. Hypertrophie des ganglions axillaires gauches (Deutsch Klinik, n° 18, 1856.) Cas de* SCHULZ. — Adelmann publia, en 1856, l'observation suivante du Dr Schulz, son élève.

Agathe Faliszenska, de Fredocin, âgée de 22 ans, de constitution robuste, fut amenée, le 29 juin 1855, à Radom, à l'hôpital Saint-Casimir.

A l'examen, le Dr Schulz trouva au côté gauche, à 7 pouces 1/2 de la colonne vertébrale, à 6 pouces de la ligne médiane antérieure, entre les neuvième et dixième côtes, un corps charnu gros comme la moitié du poing. Il sécrétait en abondance un liquide jaune-rougeâtre ; sa surface était lisse, grise, dépouillée en certains points de son enveloppe. Il était douloureux à la pression ; en le soulevant, on pouvait apercevoir la plaie qui lui donnait issue ; elle était ovale, oblique, située le long de la côte, mesurant 2 pouces de longueur et 1 pouce de largeur. La malade toussait, avait la respiration difficile (28). Le pouls marquait 100 pulsations. Céphalalgie, frissons, fièvre, soif, évacuations normales.

Trois jours avant son entrée à l'hôpital, la malade était tombée du haut d'une meule de foin sur l'enrayure d'une voiture qui se trouvait contre la meule ; l'enrayure s'introduisit entre les neuvième et dixième côtes, et, quand on la retira, il sortit immédiatement par la plaie un corps charnu, bleuâtre, sans qu'il y eut d'hémorrhagie. La blessée tomba en syncope ; quand elle eût repris ses sens, elle essaya de rentrer ce corps, mais ne put y parvenir.

D'après la position normale des organes, ce corps provenait du poumon ou de la rate. Depuis l'accident, sa forme, son apparence s'étaient assez modifiées pour qu'on ne puisse établir un diagnostic précis à première vue. Le poumon eût pu faire hernie si l'enrayure eût traversé le diaphragme, car à l'état normal, pendant une forte inspiration, il peut descendre plus bas que le siége de la blessure. Mais le diaphragme fonctionnait normalement ; l'auscultation du poumon gauche ne révélait rien de particulier. Le Dr Schulz en conclut que la blessure était au-dessous du diaphragme ; considérant qu'au niveau des neuvième et dixième côtes gauches se trouvent la rate et la queue du pancréas qui lui est contiguë, il pensa qu'elle pouvait très-bien faire hernie à travers une plaie de cette région si elle n'était pas retenue dans sa position normale par des adhérences. Mais comment un organe aussi volumineux que la rate pouvait-il passer par une plaie si pétite ? Le Dr Schulz l'explique par l'élasticité de la rate, et, supposant que, pendant qu'on la retirait, l'enrayure faisait fonction de piston, dilatant l'espace intercostal, attirant la rate avec elle, l'organe splénique s'était trouvé pincé par le rapprochement subit des côtes après que le corps vulnérant eût été enlevé. Je crois, qu'en outre, la contraction du diaphragme a contribué à produire la procidence de la rate.

La première indication dans le cas de hernie d'un viscère abdominal, la réduction, ne pouvait être remplie ; il eût fallu agrandir considérablement la plaie, ce qui eût exposé à des hémorrhagies notables des artères intercostales. On eût dû ensuite dilater violemment l'espace intercostal, et l'on n'eût pu obtenir la réduction de la rate sans la contusionner ; de plus, la réduction parfaitement obtenue, la rate modifiée comme elle l'était dans sa structure, aurait-elle repris ses fonctions normales ?

A cette question il fut répondu négativement.

Dans la persuasion que la rate suppurerait, il ne paraissait pas plus indiqué de laisser les choses dans leur état présent ; il y avait à craindre, par suite de la suppuration, une hémorrhagie, peut-être dans la cavité péritonéale. La dernière ressource du traitement était l'extirpation de la rate.

Après une consultation avec les Drs Schuhmacher et Zglawiez, l'opération fut fixée au 30 juin. Le Dr Schulz voulait attirer la rate encore plus en dehors, lier les artères après les avoir isolées le plus possible, puis enlever la rate. Il dut abandonner ce plan, car des adhérences s'étaient déjà établies entre la rate et les muscles intercostaux ; le péritoine apparaissait à son pédicule. Il étreignit la rate le plus profondément possible au moyen d'une forte ligature et l'enleva ; trois petites artères donnèrent du sang ; elles furent liées, les bords de la plaie cutanée furent réunis avec des bandelettes agglutinatives ; pansement à la charpie par-dessus le tout.

La rate enlevée pesait 2 onces allemandes ; depuis le commencement de l'accident, elle avait perdu la moitié à peu près de son poids et de son volume par suite de la sécrétion continuelle du liquide qui s'écoulait ; la texture était changée, présentait de la graisse par points, comme tous les organes en voie d'atrophie ; en d'autres points on trouvait des traces de suppuration.

Le troisième jour après l'opération, la plaie commença à sécréter un pus épais, jaune-blanchâtre ; la malade éprouvait quelques douleurs erratiques. On constata l'hypertrophie des ganglions axillaires gauches. Pendant quelques jours après l'opération, la malade resta dans le même état, la fièvre seulement augmenta ; peu à peu la malade recouvra l'appétit, qui devint excessif ; le régime habituel de l'hôpital ne pouvait suffire à l'opérée ; puis arriva la cicatrisation. Çette femme ne quitta l'hôpital que quinze jours après, le 25 juillet, en parfaite santé. Ses ganglions axillaires avaient acquis le volume d'une noix. D'après les nouvelles que l'on reçoit de l'opérée tous les quinze jours, elle se porte parfaitement.

VIII. *Ablation probablement complète. Guérison.* — Le fait suivant, publié par le Dr Tim. CLARKES (*Ephem. Natur. Curios.*, 1673 et 1674), lui a été raconté par le Dr Dotreng Tubbeville, qui en avait été témoin. Un boucher, W. Panier, à Wexford, comté de Sommerset, se donna un coup de couteau dans le côté gauche. Il sortit par la blessure une portion de l'épiploon, quelques anses intestinales et la rate. Le blessé resta trois jours dans cet état, sans secours : un chirurgien, qui fut appelé, réduisit l'intestin, enleva une portion de l'épiploon et la rate, puis ferma la plaie à l'aide de sutures. Le malade guérit bientôt et partit pour la nouvelle Anglet·rre, et, de là, donna encore de ses nouvelles. ·

IX. *Ablation complète. Guérison.* — Le professeur HANNÆUS rapporte (*Ephem. Natur. Curios.*, 1698) que, deux paysans danois s'étant pris de querelle, l'un deux reçut un coup de couteau dans l'hypochondre gauche, et que la rate sortit par la plaie. Un chirurgien. appelé deux jours après, enleva la portion de rate herniée et laissa le paysan avec un bandage mis assez négligemment. Ce cas fut suivi de guérison.

2º CAS DE SPLÉNOTOMIE CONSÉCUTIVE A DES MALADIES DE LA RATE.

I. *Cas de* ZACURELLI *et* FIORAVENTI. *Guérison.* (Fioraventi. — *Del tesoro della vita humana*, lib. II, cap. 8. — *Cura di una dona a cui cavai della milza.*) — La femme d'un capitaine italien, âgée de 24 ans, à la suite d'une fièvre quarte, portait une rate très-volumineuse ; les membres inférieurs œdématiés présentaient plusieurs ulcérations. Cette dame, dont la beauté avait été très-remarquée autrefois, perdait de jour en jour ses forces avec ses charmes.

Beaucoup de médecins, consultés, avaient conseillé de faire enlever la rate. Le capitaine vint me trouver et, pour ne pas déplaire à la malade, je lui promis de faire l'opération qu'elle réclamait. J'ai fait depuis une deuxième opération de ce genre ; mais, n'en ayant pas fait jusque-là, et ne voulant pas aller à l'aventure, je demandai à un vieux chirurgien napolitain, Zacarelli, qui jouissait d'une grande réputation, s'il voulait se charger de l'opération ; il n'y consentit qu'à la condition que je lui prêterais mon concours.

Au commencement du mois d'avril 1549, l'opération fut ainsi

pratiquée : on fait avec un instrument tranchant une incision en avant de la rate; on isole l'organe de ses vaisseaux et de ses moyens d'union ; on l'enlève en entier; la plaie est fermée par des sutures ; on laisse toutefois une petite ouverture (spiracolo) pour l'écoulement des liquides. Guérison en vingt-quatre jours. La rate enlevée pesait 32 onces italiennes, ou 1,340 grammes (1).

II. *Cas de* Quittenbaum. — *Mort six heures après l'opération.* (*Commentatio de splenis hypertrophia et historia extirpationis splenis hypertrophici*. Rostock, 1836.) — La malade de Quittenbaum était une femme âgée de 22 ans, mariée depuis quinze mois, régulièrement menstruée avant son mariage, dont la santé n'avait jamais laissé à désirer, mais qui, sous l'influence du froid, avait ressenti une douleur dans le côté gauche. Les règles se suppriment, et, pendant neuf mois, le ventre augmenta progressivement de volume. Elle croyait être enceinte ; mais, voyant que le terme d'une grossesse passait sans qu'elle accouchât, elle alla trouver Quittenbaum, qui diagnostiqua une hypertrophie de la rate, une ascite et un œdème des jambes consécutifs à l'hypertrophie de la rate. Il résolut d'enlever cet organe.

Il fit sur la ligne médiane une incision de 10 pouces de long, s'étendant depuis l'appendice xiphoïde jusquà trois trois travers de doigt au-dessus de la symphyse. Il sortit 9 litres de liquide ascitique, et la rate, tout à fait libre d'adhérences, fut enlevée après qu'on eut appliqué sur ses vaisseaux une ligature de soie. Pas d'hémorrhagie ; les intestins, qui étaient sortis de l'abdomen pendant l'opération, sont remis en place après qu'on les a oints d'huile chaude ; réunion de la plaie par des sutures.

La malade vécut six heures ; la rate enlevée pesait 5 livres. A l'autopsie, on s'aperçut que la ligature comprenait, avec les vaisseaux, la queue du pancréas. — Cirrhose atrophique du foie.

III. *Cas du* Dr Kuchler. — *Mort deux heures après l'opération.* (Küchler. *Extirpation eines Milztumars* ; Darmstadt, 1855.) — Le Dr Küchler pratiqua l'extirpation d'une rate hypertrophiée chez un homme de 36 ans, qui avait eu, quatorze ans auparavant, des fièvres intermittentes. Il fit une incision de 12 centimètres, commençant au-dessous des côtes et suivant le bord externe du muscle grand droit gauche. L'opération se fit sans difficulté ; on lia de nombreux vaisseaux ; le liquide contenu dans la cavité péritonéale fut évacué; on ferma la plaie au moyen de sutures ; mais le ma-

(1) Je n'ai pu trouver l'observation de la deuxième opération mentionnée par Fioraventi.

lade succomba, deux heures après l'opération, à une hémorrhagie produite par une des branches de l'artère splénique qui n'avait pas été liée.

La rate enlevée pesait 1,500 grammes. A l'autopsie, on trouva du sang diffluent dans la cavité pelvienne et une cirrhose atrophique du foie.

IV. *Cas de* M. Spencer-Wells. — *Mort six jours après l'opération.* (*Gazette des hôpitaux*, n° 88, 1866.) — Une femme de 34 ans, mère de trois enfants, et qui n'avait pas antérieurement été sérieusement malade, commença à éprouver du malaise et de la faiblesse à partir des derniers mois de l'année 1864 ; mais le ventre n'augmenta de volume que vers les premiers mois de l'année suivante.

Au mois d'octobre, la rate, considérablement hypertrophiée, descendait si bas qu'on pouvait, par le toucher vaginal, la trouver au-devant de l'utérus. Elle s'étendait latéralement dans une grande étendue, et on ne pouvait, ni par la palpation, ni par la percussion, trouver de séparation entre le bord droit de la rate et le bord gauche du foie. Il n'y avait ni ascite ni œdème des jambes. Tout traitement médical ayant été inutile, le Dr Jenner, appelé en consultation, fut d'avis que l'état de la malade réclamait l'intervention chirurgicale.

L'opération fut faite en présence des Drs Bowen, Richier et Wright.

Incision le long du bord externe du muscle droit de l'abdomen du côté gauche, commençant à 5 pouces au-dessus et se prolongeant à 2 pouces au-dessous de l'ombilic. Ligature des artères pariétales avant l'ouverture du péritoine. En incisant celui-ci, une artère, cachée dans un repli épiploïque adhérant au bord antérieur de la rate, fut incisée et liée. M. S. Wells détacha l'épiploon, parvint à circonscrire la rate et à l'attirer au dehors. Il essaya de tordre le pédicule de la rate, afin d'en faire une masse ; mais la veine splénique se rompit et donna immédiatement du sang qui s'écoula en dehors de la cavité péritonéale. Tous les vaisseaux furent serrés dans un clamp et la rate enlevée. Deux artères et une veine furent liées séparément ; le reste du paquet vasculaire fut lié en deux faisceaux. Une partie de la queue du pancréas avait été enlevée en même temps que la rate. La plaie abdominale fut réunie au moyen de fils de soie.

La rate enlevée pesait 3,150 grammes ; elle avait 11 pouces de long, 8 de large et 3 à 4 d'épaisseur. La malade alla assez bien jusqu'au cinquième jour ; mais le sixième jour, elle s'affaiblit rapidement et mourut pendant la nuit.

A l'autopsie, pas de péritonite ; l'abdomen renfermait de la sérosité épanchée ; mais il n'y avait de rougeur et de lymphe plastique qu'au niveau de la plaie. Il n'y avait nulle trace d'abcès métastatique ni d'infection purulente.

V. Vient ensuite, par ordre chronologique, l'admirable résultat obtenu par le Dr Péan, dont nous avons rapporté l'observation.

VI. Enfin, quinze jours après l'opération de M. Péan, M. Kœberlé, auquel l'observation de ce cas avait été communiquée, enleva, à Strasbourg, une rate de 6 kilogr. 750 chez une femme de 42 ans. Jusqu'au mois de novembre 1864, cette dame avait été bien portante.

A cette époque, M. Kœberlé remarqua une tuméfaction insolite à l'hypochondre gauche ; il constata qu'elle était due à une hypertrophie de la rate ; la tumeur ne tarda pas à atteindre un volume très-considérable, en dépit de tous les traitements internes qu' furent conseillés. L'extirpation de la rate parut aux D[rs] Kœberlé et Schutzemberger la dernière ressource à offrir à la malade.

L'opération fut faite le 21 septembre 1867.

Incision de le ligne médiane dans une longueur de 30 centimètres, à partir du tiers moyen de l'espace compris entre l'appendice xiphoïde et l'ombilic, ligature des vaisseaux du hile de la rate échelonnés dans une étendue de 25 centimètres. Le calibre de ces vaisseaux était énorme. Grandes difficultés pour attirer au dehors l'extrémité supérieure de la rate, à cause de ses adhérences au diaphragme et de la brièveté de l'épiploon gastro-splénique. Enfin, la rate fut enlevée, elle pesait 6,500 grammes, et il s'en était écoulé au moins 2 litres de sang. En outre, la malade avait perdu beaucoup de sang pendant l'opération ; au niveau des adhérences de la rate au diaphragme, l'hémorrhagie en nappe continua de se produire ; malgré les lavages à l'alcool, on ne put l'arrêter, et la malade succomba peu de temps après l'opération. A l'autopsie, on trouva une augmentation assez considérable du volume du foie (1).

Il est à remarquer que tous les faits de splénotomie partielle ou totale pratiquée à la suite du traumatisme, que j'ai trouvés épars dans la science, sont suivis de guérison. Les chirurgiens qui ont été moins heureux dans leurs ré-

(1) J'ai cru pouvoir résumer cette observation, qui vient d'être publiée dans plusieurs journaux, *Gazette hebdomadaire* (25 octobre) et *Gazette des hôpitaux*.

sultats auraient-ils oublié de publier leurs observations ? Il ne faut cependant pas trop s'étonner de ces succès, car on agit dans ces cas sur un organe peu volumineux, le plus souvent normal, et qui n'est pas indispensable à la vie.

Quoi qu'il en soit, la splénotomie, partielle ou totale, à la suite de hernie de la rate dans les plaies de l'abdomen, qu'elle soit plus ou moins dangereuse, devra être faite lorsque le chirurgien n'est appelé qu'après que l'organe hernié aura augmenté de volume au point de ne pouvoir être réduit sans que cela nécessite d'exercer sur lui une funeste compression et lorsqu'on ne pourra sans danger agrandir la plaie.

A plus forte raison elle est indiquée, lorsque la rate est contuse, ramollie ou sur le point de se gangrèner.

Dans les cas ou la splénotomie a été faite pour des maladies de la rate, certainement les résultats favorables sont beaucoup moins nombreux.

La malade de Quittenbaum est morte six heures après l'opération ;

Celle du Dr Küchler, au bout de deux heures ;

Celle de M. S. Wells, au bout de six jours;

Celle de M. Kœberlé, quelques moments après l'opération ;

Mais je ne puis partager l'effroi que témoigne le D^r Ch. Kidd, dans son article sur le chloroforme, publié par le *Dublin quarterly Journal of medical science*, à propos de l'extirpation de la rate; et en effet :

La malade opérée par Zacarelli et Fioraventi guérit en vingt-quatre jours;

Celle de M. Péan, lorsque je la revis trois jours après l'opération, était déjà dans des conditions excellentes; elle n'avait pas la moindre fièvre, et sa convalescence fut bien courte. Certainement, il y a une différence considérable entre les dangers que peut produire l'ablation d'une rate dont l'hypertrophie a atteint un poids de 6 kilog. et celle d'une rate kystique dont le parenchyme pèse 2 kilog. En effet, il faut bien ne pas perdre de vue que la rate est avant tout un organe de circulation, une sorte de réservoir du sang. Si vous enlevez à un individu une rate d'un volume immense, vous le privez tout d'un coup d'une quantité considérable de sang, perte qui lui sera tout au moins préjudiciable. Qu'arrivera-t-il donc si vous ne prenez pas les plus grandes précautions pour éviter les dangers d'hémorrhagies qui pourraient se produire pendant et après l'opération ? Votre malade mourra d'épuisement, exsangue comme dans certains cas que nous avons rapportés. La malade de S. Wells portait une rate de plus de 3 kil.; elle perdit du sang pendant l'opération ; elle a résisté, il est vrai, pendant six jours, mais elle est morte épuisée au bout de ce temps.

Chez l'opérée de Quittenbaum, la ligature unique appliquée sur les vaisseaux comprenait la queue du pancréas, il est bien possible qu'elle ait été insuffisante ; et puis, que penser de cette onction des intestins avec de l'huile d'olive chaude ? N'est-ce pas un procédé digne tout au plus des temps les plus reculés ?

Faut-il parler de celle du Dr Küchler ? Une division de l'artère splénique n'avait pas été liée.

Il ne m'appartient pas de dire à quel poids l'hypertrophie de la rate devient une contre-indication de la splénotomie, mais je puis affirmer que si M. Péan a enrichi la science d'un des plus brillants résultats de la chirurgie, il ne le doit qu'à son grand sang-froid, qu'aux soins minutieux qu'il apporte à conjurer tout danger d'hémorrhagie.

Certains organes se suppléent dans leurs fonctions ; ce qui se passe pour les reins se passe aussi d'une façon analogue pour les glandes vasculaires sanguines, dit M. Béclard, dans son *Traité de Physiologie*, page 531. Lorsque la rate est enlevée, d'autres organes la suppléent, sans doute, dans ses fonctions.

Les observations de M. Führer, de M. Adelmnan et de M. Gerlach viennent à l'appui de cette manière de voir. M. Führer enlève la rate à un chien ; six mois après, l'animal est mis à mort et l'on trouve les ganglions lymphatiques abdominaux, pectoraux, cervicaux et céphaliques remarquablement hypertrophiés. L'observation de M. Adelmann est rapportée ci-dessus ; M. Gerlach a trouvé sur une souris blanche un ganglion lymphatique abdominal hypertrophié, après l'extirpation de la rate (*Deutch Klinik*). Malheureusement pour cette hypothèse, les choses ne se passent pas toujours ainsi :

Assolant, dans sa thèse inaugurale (Paris, 1801) sur la rate, s'exprimait ainsi :

« Depuis deux ans, on a obsersé avec la plus scrupuleuse attention, dans le laboratoire du chef des travaux anatomiques, des chiens dératés qui s'y sont succédé au nombre de 40, et ces observations n'ont jamais donné que des résultats négatifs. »

M. Nonat publiait dans la *Gazette de hôpitaux*, 1846, page 534, un fait remarquable de lièvre intermittente dans lequel le sujet fébricitant fut pris d une hématémèse abondante. Le sang rendu dans les vomissements était violacé, semblable à de la lie de vin, et paraissait contenir des débris organiques analogues aux cellules de la rate. Le malade guérit parfaitement ; mais plus tard, il succomba à une autre affection, et à l'autopsie, on trouva une perforation ancienne de l'estomac parfaitement cicatrisée. Dans le point correspondant à la cicatrice, la rate adhérait aux parois stomacales; cet organe était flétri, ratatiné, aplati, fermé par le tissu phériphérique seulement; tout le parenchyme avait disparu, et c'est à peine si l'on retrouve quelques traces des vaisseaux spléniques. C'est bien le tissu propre de l'organe qui avait été rendu par les vomissements, et la destruction de ce tissu avait été rapidement suivie de la guérison de la fièvre.

Il n'est pas question dans ce fait d'hypertrophie ganglionnaire, et pourtant il est probable que les fonctions de cette rate réduite à l'état de coque fibreuse se trouvaient singulièrement compromises.

Il y a huit mois que Mlle A. C... a été opérée. Nous avons pu nous assurer, *tactu et visu*, qu'elle *n'avait pas de rate supplémentaire*, et chez elle il n'y a pas encore actuellement d'hypertrophie ganglionnaire apparente. Toutes les fonctions chez elle se font normalement: la menstruation est périodique, régulière; l'écoulement n'est pas plus abondant ni plus durable qu'avant qu'elle ait été opérée.

Dans une lettre au Dr Galligo, de Florence, M. Péan voulait dire que son opérée avait recouvré tout son appétit, que ses fonctions digestives se faisaient bien; mais, soit que la lettre ait été mal interprétée, soit qu'elle n'eût pas été suffisamment explicite, elle a fait dire au Dr Galligo, dans *l'Imparziale* (n° du 1er janvier 1868), que Mlle A. C. avait un appétit excessif; et Mr Marchal (de Calvi), trompé par ce renseignement inexact, publia dans *la Tribune médicale* (n° 18, 2 février 1868, page 213) un article intitulé: *Boulimie des dératés*.

Cette idée, développée et discutée avec le talent et la

vaste érudition que nous connaissons tous à M. Marchal, n'a qu'un tort, celui de reposer sur un fait inexact (pour le cas de Mlle A. C. du moins), et j'ai cru de mon devoir, dans l'intérêt de la science, de relever cet petite erreur. L'opérée de M. Péan n'a jamais eu cet appétit excessif qu'on a bien voulu lui prêter.

Les animaux sur lesquels M. le Dr Schiff observe, rats et chiens, sont naturellement très-voraces, et je ne sache pas qu'il faille que les chiens soient dératés pour que l'on puisse rencontrer chez eux tous les troubles de la nutrition, depuis la boulimie jusqu'à la malacie, voire même jusqu'au pica ; et si les chiens de M. Schiff mangent leur propre rate, c'est, à mon avis, moins parce qu'ils sont affamés que parce que ces animaux sont agacés, irrités par les douleurs que doit leur procurer un organe en voie d'élimination et dont ils cherchent à se débarrasser à tout prix. Je possède deux chiens congénères, âgés de 5 mois ; j'ai enlevé la rate à l'un d'eux il y a quatre mois ; et jusqu'à présent je n'ai pas pu apprécier de différence dans les besoins alimentaires de ces deux animaux. Je ne prétends pas attacher à un fait unique une importance autre que celle qu'il doit avoir, aussi ne fais-je que le signaler en terminant ma thèse.

F I N.

A. PARENT, imprimeur de la Faculté de Médecine, rue Mr-le-Prince, 31.

AXENFELD. **Des névroses**, 1863, 1 vol. in-8 de 670 pages, extrait de la *Pathologe médcale* du professeur Requin. 7 fr.

BARTHEZ et RILLIET. **Traité clinique et pratique des maladies des enfants**. 1861, 2e édition refondue, 2e tirage, 3 vol. in-8. 25 fr.

BECQUEREL. **Traité clinique des maladies de l'utérus et de ses annexes**, par L. A. Becquerel, médecin de l'hôpital de la Pitié, professeur agrégé à la Faculté de médecine de Paris, etc. 1859, 2 vol. in-8 de 1061 pages, avec un atlas de 18 pl. (dont 5 coloriées) représentant 44 figures. 20 fr.

BÉRAUD (B. J.). **Atlas complet d'anatomie chirurgicale** topographique, pouvant servir de complément à tous les ouvrages d'anatomie chirurgicale, composé de 109 planches représentant plus de 200 figures dessinées d'après nature, par M. Bion, et avec texte explicatif.
Prix fig. noires, relié. 60 fr.
— fig. coloriées, relié. 120 fr.

BERNARD (Claude). **Leçons sur les propriétés des tissus vivants** faites à la Sorbonne, rédigées par M. Émile Alglave, avec 94 fig. dans le texte 1866, 1 vol. in-8. 8 fr.

BOUCHUT et DESPRÈS. **Dictionnaire de thérapeutique médicale et chirurgicale**, comprenant le résumé de la médecine et de la chirurgie, les indications thérapeutiques de chaque maladie, la médecine opératoire, la matière médicale, les eaux minérales et un choix de formules thérapeutiques, par E. Bouchut et A. Després, 1867, 1 vol. grand in-8 de 1600 pages à deux colonnes, avec 600 fig. intercalées dans le texte. 23 fr.

DAMASCHINO. **Des différentes formes de la pneumonie chez les enfants.** 1 vol. in-8. 3 fr. 50

GARNIER. **Dictionnaire annuel des progrès des sciences et institutions médicales**, suite et complément de tous les dictionnaires, précédé d'une introduction par M. le Dr Amédée Latour, 1 vol. in-18 de 500 pages.
Prix de la 1re année 1864. 5 fr.
— 2e année 1865. 6 fr.
3e 3e année 1866. 6 fr.

GINTRAC (E.). **Cours théorique et clinique de pathologie interne et de thérapie médicale.** 1853-1859, 5 vol. grand in-8. 25 fr.
— Les tomes IV et V se vendent séparément. 14 fr.

GIRAUD-TEULON. **De l'œil**, notions élémentaires sur la fonction de la vue et ses anomalies. 1867, 1 vol. in-18 avec figures. 2 fr.

HÉRARD et CORNIL. **De la phthisie pulmonaire**, étude anatomo-pathologique et clinique. 1867, 1 vol. in-8, avec figures dans le texte et planches coloriées. 20 fr.

NIÉMEYER. **Éléments de pathologie interne et de thérapeutique**, traduit de l'allemand par MM. Culmann et Sengel (de Forbach), annotés par M. Cornil, et précédés d'une introduction par M. le professeur Béhier. 1865-1866, 2 vol. grand in-8. 30 fr.

VIRCHOW. **Pathologie des tumeurs**, cours professé à l'Université de Berlin, traduit de l'allemand par le Dr P. Aronssohn. 1867, t I, 1 vol. gr. in-8. avec 106 figures intercalées dans le texte. 12 fr.

VULPIAN. **Leçons de physiologie générale et comparée du système nerveux** faites au Muséum d'histoire naturelle, recueillies et rédigées par M. Ernest Brémond. 1866, 1 fort vol. in-8. 10 fr.

A. PARENT, imprimeur de la Faculté de Médecine, rue Mr-le-Prince, 31.

www.ingramcontent.com/pod-product-compliance
Ingram Content Group UK Ltd.
Pitfield, Milton Keynes, MK11 3LW, UK
UKHW022134070726
13613UKWH00003B/1351